Ganzheitlich Heilen

Buch

Der Schlüssel zur Gesundheit liegt in einem ausgewogenen Gleichgewicht von Geist und Körper. Ungelöste Lebenskonflikte, Streß und emotionale Erschütterungen stören dieses Gleichgewicht. Sie führen zu Energieblockaden und verhindern ein freies Fließen der Lebensenergie. Darunter leiden nicht nur unsere Vitalität, unsere Leistungsfähigkeit und Lebensfreude, schließlich führen Energieblockaden auch zu Krankheit.
Ausgehend von den klassischen Gesundheitslehren Chinas, Indiens und Ägyptens erläutert Rita J. McNamara das Wechselspiel von Geist und Körper. Sie zeigt auf, wie Energieblockaden identifiziert werden können und stellt zahlreiche energetische Therapien vor. Ihr Buch führt in eine Vielfalt von praxisbewährten Heilverfahren ein.

Autorin

Rita McNamara ist Phytotherapeutin. Ihre Ausbildung hat sie am Dominion College in British Columbia, Kanada absolviert. Aufbaustudien in verschiedenen Körpertherapien und Irisdiagnose komplettieren ihren Werdegang. Seit über zwanzig Jahren betreibt sie eine Privatpraxis und hat darüber hinaus in psychiatrischen Programmen sowie in Hospizeinrichtungen gearbeitet.

RITA J. McNAMARA

HEILUNG DURCH ENERGIEARBEIT

Die erfolgreiche Anwendung von Akupressur, Homöopathie, Aromatherapie und Chakrenharmonisierung

Aus dem Amerikanischen von Marie-Therese Hartogs

GANZHEITLICH HEILEN
GOLDMANN

Die amerikanische Originalausgabe erschien 1989 unter dem Titel »Toward Balance« und wurde 1998 neu herausgegeben unter dem Titel »Energetic Bodywork« bei Samuel Weiser, Inc., York Beach, Maine, USA

Die hier vorgestellten Informationen sind nach bestem Wissen und Gewissen geprüft, dennoch übernehmen Autorin und Verlag keinerlei Haftung für Schäden irgendeiner Art, die sich direkt oder indirekt aus dem Gebrauch der hier vorgestellten Anwendungen ergeben. Bitte nehmen Sie bei Krankheitssymptomen professionelle Diagnose und Therapie durch ärztliche und naturheilkundliche Hilfe in Anspruch.

Umwelthinweis:
Alle bedruckten Materialien dieses Taschenbuches
sind chlorfrei und umweltschonend.
Das Papier enthält Recycling-Anteile.

Deutsche Erstausgabe Februar 2000

Umschlaggestaltung: Design Team München
Umschlagfoto: Guido Pretzl, München
DTP-Satz: Martin Strohkendl
Druck: Elsnerdruck Berlin
Verlagsnummer: 14176
WL · Herstellung: Stefan Hansen
Made in Germany
ISBN 3-442-14176-1

1. Auflage

*Für
Christine, Frank, Jonathan
und Michael*

Betrachten wir einen Baum, so sehen wir seine Gestalt: die Manifestation seines inneren Urbildes und der Bedingungen, die ihn so werden ließen, wie er heute ist. Manche Bäume sind ganz offensichtlich der lebendige Ausdruck dessen, was ihrer ureigenen Form entspricht. Andere wiederum sprechen durch ihre bizarren Verbiegungen so deutlich von den vielen Stürmen, die sie überstanden haben, daß ihr ursprünglich angelegtes Bild fast vollständig verschwunden ist oder gar nur noch als eine Verneinung dessen erscheint. Und sind es nicht gerade diese Bäume, die ein so überaus beredtes Zeugnis ablegen über das, was ihnen Tag für Tag widerfährt? Und enthüllt nicht genau die Art und Weise, in der sie sich von ihrem eigenen Urbild fortentwickeln, eben diese Tatsache?

Ebenso offenbart die äußere Gestalt eines jeden Individuums diesen doppelten Ursprung des Menschen. Anders als Pflanzen und Tiere sind wir verantwortlich dafür, in welchem Maß sich das in uns angelegte Bild, ungeachtet aller Widrigkeiten, darstellen und entfalten kann.

– aus *The Way of Transformation: Daily Life as Spiritual Exercise*
von Karlfried, Graf von Durckheim
Unwin Hyman Ltd. London

Inhalt

Einleitung

Im zwanzigsten Jahrhundert zu leben, ist nicht das einfachste Unterfangen, was man sich aussuchen konnte. Wir alle haben schon den einen oder anderen angsterfüllten Moment durchlebt und uns gefragt, ob überhaupt noch Zeit bleibt, unsere Träume wahr werden zu lassen. Manche warfen gar ihr Vertrauen in die Zukunft gänzlich über Bord. Wenn ich jedoch meinen Blick auf mein Leben und das meiner Mitmenschen richte, keimen erneut Hoffnung und Vertrauen in mir auf. Ich bin immer wieder erstaunt über den Mut einzelner Menschen und über deren starken Willen zu überleben, sich zu entfalten und zu verstehen.

Dieses Buch handelt von Konflikten und Verspannungsmustern und führt uns vor Augen, auf welche Weise unsere Vergangenheit in unsere Gegenwart und Zukunft hineinwirken kann. Es wirft Licht auf die Herausforderungen des Alltags und auf die damit verbundene Frage, wie wir unsere Ängste, verletzten Gefühle, bitteren Erinnerungen und die zerstörten Träume sinnvoll verwandeln können. Es hilft bei unserem Ringen um Ganzheit, Klarheit und Freiheit. Wie wir dem Prozeß der Selbstkenntnis aus dem Wege gehen und der unangenehmen Bloßstellung unseres Innenlebens ausweichen können, verrät dieses Buch allerdings nicht; ebensowenig werden Möglichkeiten beschrieben, wie sich das Schmerzhafte und Belastende betäuben, abkoppeln und auslöschen läßt. Dieses Buch ist für Kämpfernaturen gedacht, vielleicht für Kämpfer der sanften Art. Denn ich stimme mit dem griechischen Dichter Menander überein, daß wir in unserem Menschsein »niemals die Götter um ein Leben frei von Kummer anrufen, sondern sie um lang währenden Mut bitten« sollten.

Als kleines Mädchen träumte ich wiederholt von einem alten Regenmacher, der an die ödesten und gottvergessensten Orte gerufen wurde. Nur eine Handvoll Menschen versammelte sich am Zug, um den Regenmacher zu begrüßen. Es lag keine Aufregung oder Erwartung in der Luft. Niemand schien zu glauben, daß er es wirklich regnen lassen könne. Aber das Kino war geschlossen, und so gab es nichts anderes zu tun. Der Regenmacher hatte nicht viel bei sich an Utensilien und Geräten. Er stand einfach nur herum, summte ein Lied, kauerte am Boden oder schnitzte an einer kleinen Holzfigur, die er in seiner Tasche hatte. Nach einer Weile fielen dann ein oder zwei Tropfen. Man konnte sie zählen, so dürftig und langsam fielen sie. Doch jeder dieser Tropfen schlug mit einem deutlich hörbaren »Plop« auf dem ausgetrockneten Boden auf. Der Regen wurde stärker und stärker, bis er zu einem regelrechten Guß anschwoll.

Anfangs rührte sich niemand. Als es aber stärker zu regnen begann, schauten die Menschen zum Himmel und streckten ihre Arme empor – immer noch nicht so recht glaubend, was sie da sahen oder fühlten. Als sie schließlich begriffen, daß dies keine Halluzination, sondern die Wirklichkeit war, brachen sie in ein Freudengeheul und wilde Tänze aus. Hinterher kommentierten sie: »Nun, der Regen stand sowieso kurz bevor. Das hat doch nichts mit dem Regenmacher zu tun.«

Wenn dieses Buch ein wenig wie der Regenmacher wäre; wenn es Wasser auf die Mühlen Ihrer Vorstellungskraft gießen,

Himmel und Erde in Ihrem Inneren wieder vereinen ebenso wie das Wissen mit dem Nichtwissen versöhnen würde; wenn es dazu beitrüge, eine längst vergessene, verlorene Freiheit in Ihnen neu zu beleben und für Sie zurückzugewinnen, ein Gefühl von Ganzheit und Integrität, dann wird meine Arbeit insgesamt zu einer lebendigen Freude.

Rita J. McNamara

Kapitel Eins

Das lebende Kunstwerk

Unsere Gestalt wird maßgeblich von Knochen und Muskelmasse bestimmt. Das Muster für die Länge der Knochen sowie die Größe und Form der Muskeln legt unser genetisches Potential fest. Die Ernährung spielt die Hauptrolle bei der materiellen Ausbildung dieser Gewebe. Wie ein Baum entwickeln auch wir uns nach einem bestimmten genetischen Code. Und wie der Baum benötigen wir Nährstoffe aus der Erde, damit wir unsere Gestalt ausbilden können. Bei einem alten Baum sind die Spuren seiner Begegnung mit Stürmen, Unwettern und sonstigen Widrigkeiten äußerlich erkennbar. Man sieht ihm an, ob er ausreichend Nahrung erhielt und wie oft er sich zum Licht drehen und wenden mußte. Auch unsere Körperhaltung und unser Muskelspiel reflektieren nicht nur unser genetisches Muster sowie den Ernährungszustand, sondern ebenso das psychische und emotionale Umfeld, das unseren Entwicklungsweg bestimmt hat.[1] Das Körpergewebe wird zum subtilen, lebendigen Speicher der Erfahrungen und Glaubenssätze, Anschauungen und Verteidigungsmechanismen, die wir zum

[1] Siehe Ida Rolf, *Rolfing: The Integration of Human Structures* (New York: Harper & Row, 1978); und Moshe Feldenkrais, *Awareness Through Movement* (New York: Harper & Row, 1972).

Überleben entwickelt haben. Wir sind atmende Kunstwerke unserer Interaktionen mit dem Leben.

Bekanntlich wird die menschliche Gestalt durch ständig wiederholte Bewegungen oder Körperhaltungen geformt und geprägt. Die Brustmuskeln eines Lagerarbeiters entwickeln sich zum Beispiel anders als die eines Büroangestellten. Aber welche Erklärung gibt es dafür, daß Muskelbildung und Körperhaltung auch durch Geisteshaltungen und Gefühle beeinflußt werden können? Die Antwort lautet: Elektrizität.[2]

Knochen und Gelenke erfüllen Hebelfunktionen und bilden das Grundgerüst des Körpers, sind aber von sich aus nicht in der Lage, den Körper zu bewegen. Bewegung entsteht durch Zusammenziehung und Erschlaffung der Muskeln, die den Knochen anhaften. Aufgrund von elektrischen Aufladungen und Veränderungen im ionischen Feld der Gewebe ziehen sich die Muskelfasern zusammen (verkürzen sich) oder aber sie erschlaffen (verlängern sich). Der menschliche Körper ist eine Art Naturbatterie, die in einem fluiden Ionenfeld elektrische Energie erzeugt. Das elektromagnetische Feld des Menschen richtet sich nach ähnlichen Polaritätsgesetzen, wie sie den klassischen magnetischen Feldern zugrunde liegen. Bei einer emotionalen Reaktion wird über das vegetative Nervensystem die Freisetzung von mikrochemischen Stoffen in den endokrinen Drüsen und deren Einleitung in den Blutkreislauf und die Gewebe stimuliert. Diese mikrochemischen Substanzen verändern die ionische Leitfähigkeit der Körpergewebe.[3] Gefühle wirken auf die elektrische Polarität des Körpers und verändern

[2] Siehe Randolph Stone, *Polarity Therapy, Wireless Anatomy of Man* (Sebastopol, CA: CRCS, 1986) und *Energy: The Vital Principle in the Healing Arts* (Sebastopol, CA: CRCS, 1974).

[3] Siehe Kenneth Pelletier, *Mind as Healer, Mind as Slayer* (New York: Dell, 1977).

indirekt das ionische Umfeld der Zellen und Gewebe. Um zu verstehen, auf welche Weise Gefühle bestimmte Muskeln und Gewebe beeinflussen können, müssen wir zunächst das fernöstliche System der Energieströme im Körper, die sogenannten Meridiane, kennenlernen.

Wenngleich die Chinesische Medizin vieles mit der ayurvedischen Heilweise und anderen fernöstlichen Therapien gemein hat, so gilt doch die Meridiantherapie mit der Akupunktur und Akupressur als eine rein chinesische Kunst. Die früheste schriftliche Abhandlung über dieses Thema trägt den Titel *The Yellow Emperor's Classic of Internal Medicine* (»Des Gelben Kaisers klassisches Buch der inneren Medizin«). Der Text wurde im Jahr 2697 v. Chr. geschrieben und gilt bis zum heutigen Tag als Grundlagenwerk zur Lehre von den Meridianen und der Meridian-Therapie. Er ist das Ergebnis jahrhundertelanger Beobachtung und Dokumentation. Ausgangspunkt war die Feststellung, daß bestimmte Hautareale hypersensibel reagieren, wenn gewisse Krankheiten und organische Störungen im Körper auftreten. Diese Beobachtung führte zur Aufzeichnung von Energiepunkten und entsprechenden Linien oder Meridianen auf der Körperoberfläche, die mit dem Zustand der inneren Gewebe und Organe korrespondieren. Heute wissen wir, daß die Meridiane eine farblose, fließende, nichtzelluläre Flüssigkeit enthalten, die elektrische Energie durch den Körper transportiert. Die moderne Wissenschaft hat die Meridiannetze verifiziert und ihren Verlauf mit Hilfe neuer Technologien thermisch, elektronisch und radioaktiv nachgezeichnet.[4]

---

[4] Siehe John Thie, *Touch for Health* (Marina del Rey, Ca: DeVorss, 1979), Seite 17; und William McGarey, *Acupuncture and Body Energies* (Phoenix: Gabriel Press, 1974).

Die Energiekreisläufe des Körpers werden in vierzehn Hauptmeridiane unterteilt. Die Meridiane werden zwar nach den von ihnen versorgten Organen und Geweben bezeichnet, bilden aber im Prinzip einen ununterbrochenen, singulären Kreislauf für den Transport elektromagnetischer Energie durch den Körper. Dieser kontinuierliche Energiekreis besteht aus einem Netzwerk von Zusammenschaltungen, den sogenannten Akupunkten. Die Akupunkte sind elektromagnetische Zentren in Form von kleinen ovalen Zellen, den sogenannten Bonham-Korpuskeln. Akupunkte wirken wie Widerstände in einem elektrischen Schaltkreis und regeln Geschwindigkeit und Stärke des Energieflusses im Meridian. Bei gestörter Körperpolarität reagieren die Akupunkte auf den Leitbahnen, damit die Energie wieder reibungslos fließt. Bei wiederholter oder chronischer Polaritätsstörung zieht der beeinträchtigte Meridianfluß nach und nach die entsprechenden Muskeln, Gewebe und Organe in Mitleidenschaft. Führen wir uns vor Augen, welche Muskeln von jedem einzelnen Meridian versorgt werden und welche Auswirkungen unsere Gefühle auf die Energiekreisläufe haben, so verstehen wir, daß Emotionen und psychische Konflikte tatsächlich Muskelverspannungen und -schwächen oder Fehlhaltungen auslösen können.

Die Bezeichnung der Meridiane entspricht den Namen der Organe und Funktionseinheiten, die sie versorgen (siehe Abbildung 1 und 2 auf Seiten den 20 und 21). Es gibt zwölf organspezifische Meridiane und zwei Speichergefäße. Jeder der Organmeridiane versorgt eine körpereigene Muskelgruppe beziehungsweise mehrere Muskelstränge mit Gewebe. Sechs dieser Leitbahnen werden *Yin-Meridiane* genannt. Sie transportieren negative elektromagnetische Energie durch den Körper und versorgen die Yin-Organe Herz, Lunge, Leber, Milz, Nieren und die Gefäße des Kreislaufs. Die anderen sechs organspezifischen Leitbahnen heißen *Yang-Meridiane*. Sie transportieren positive elektromagnetische Energie durch den gesamten Organismus und versorgen die Yang-Organe Magen, Dünndarm, Dickdarm, Gallenblase, Harnblase und Nebennieren.

Die fernöstliche Philosophie sieht in dem Konzept von *Yin* und *Yang* die manifestierte Dualität der Einheit. Jeder Aspekt im physischen Universum, von den Atomen bis hin zum Wechsel von Tag und Nacht oder der Jahreszeiten, ist eine Reflexion des ständigen Ineinanderübergehens von polaren Gegensätzlichkeiten. Und doch sind die Begriffe von Yin und Yang völlig relativ. Es gibt kein »reines« Yin und kein »reines« Yang. Jedes enthält den Schatten des anderen. Die längste Nacht des Jahres (Yin) wird seit alters her als das Fest des Lichtes (Yang) gefeiert, denn von dem Zeitpunkt an werden die Tage wieder länger. Die Nacht folgt dem Tage, die Ruhe der Anstrengung und der Tod folgt der Geburt. Wenn etwas als Yin eingestuft wird – sei es eine Jahreszeit, ein Organ oder eine Pflanze –, bedeutet das, die vertretenen oder manifestierten Eigenschaften sind stärker yin- als yang-betont. Das Wissen um die zyklischen Bewegungen und Wechselbeziehungen von Yin und Yang bereichert und vertieft unser Verständnis von uns selbst und unserem Universum. Mit Hilfe von Tabelle 1 auf Seite 22 können Sie eine eigene Vorstellung von Yin und Yang entwickeln. Aus dieser Übersicht geht hervor, daß die in erster Linie »fremd-orientierten« Gemütszustände – wie Zorn, Intoleranz und Eifersucht – als yang-betont eingestuft werden, während die »ich-orientierten« Emotionen – wie Schuld, Depression und Scham – Yin zugeordnet sind.

Emotionen bringen das natürliche Gleichgewicht und den Fluß der elektromagnetischen Energie im Körper in Unord-

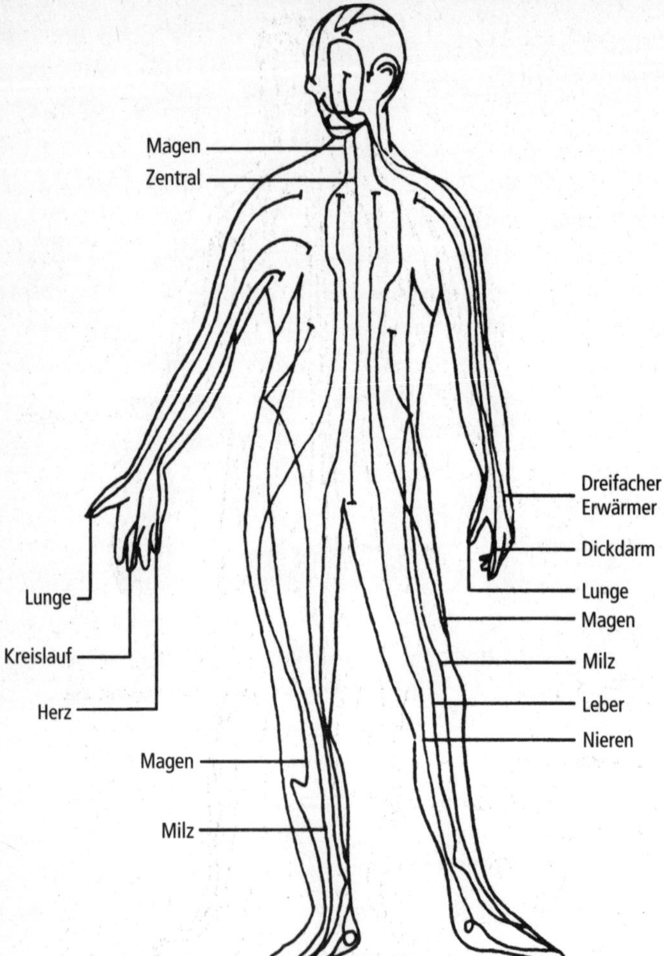

Abbildung 1: Vorderansicht der Körper-Meridiane

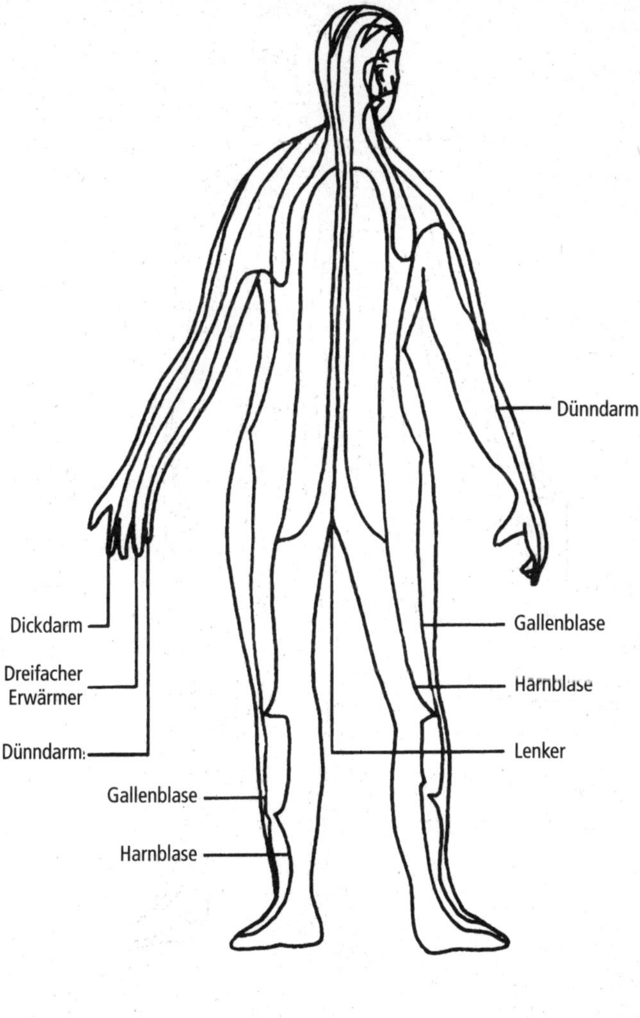

Abbildung 2: Rückansicht der Körper-Meridiane

Tabelle 1: Yin- und Yang-Polaritäten

Yin	Yang	
Negative Polarität	Positive Polarität	
Weiblich	Männlich	
Rechte Gehirnhälfte	Linke Gehirnhälfte	
Linke Körperseite	Rechte Körperseite	
Erde/Mond	Himmel/Sonne	
Ruhe	Bewegung	Bewegungszustände
Kontraktion	Expansion	
Beruhigung	Belebung	
Introvertiertheit	Extrovertiertheit	
Bewahrung	Verstreuung	
Zentripetal (zum Mittelpunkt strebend)	Zentrifugal (nach außen wirkend)	
Geschlossen	Geöffnet	
Leer	Voll	
Kalt	Warm	
Feucht/Naß	Trocken	
Furcht	Zorn	Gefühlszustände
Besorgnis	Aufregung	
Niedergeschlagenheit	Ungeduld	
Enttäuschung	Frustration	
Rückzug	Abwehrhaltung	
Scham	Eifersucht	
Bedauern	Neid	
Schuld	Feindseligkeit	
Kummer	Intoleranz	

nung und verändern auf sehr subtile Weise den chemischen Status im Körpergewebe ebenso wie dessen ionische Leitfähigkeit. Die Yin-Emotionen verursachen eine Überflutung der Gewebe mit negativer elektromagnetischer Energie. Die negative Ansammlung wiederum drosselt die positiven Yang-Ströme mit den von ihnen versorgten Muskelzügen und Geweben und erschöpft diese. Das Gegenteil kann gleichermaßen eintreten: Yang-Emotionen überschwemmen die Körpergewebe mit positiver elektromagnetischer Energie und zehren die negativen Yin-Bahnen ebenso aus wie die damit assoziierten Muskeln und Gewebe.

Schauen wir uns zum Beispiel einen Menschen des sogenannten »A-Typus« an – strebsam, perfektionistisch, ehrgeizig und ungeduldig – ein typisches »Yang«-Profil. In der Medizin gehört er zur Risikogruppe für Herz- und Blutgefäßkrankheiten.[5] Die Konflikte und Emotionen des Yang-Typs A schwächen und zehren seine Yin-Organe aus, also das Herz und die Blutgefäße. Im Kapitel über die Meridiane werden in diesem Buch die einzelnen organspezifischen Leitbahnen detailliert beschrieben und unter anderem auch die verschiedenen Emotions- und Konfliktbilder dargestellt, die den Meridian selbst und die von ihm versorgten Gewebe schwächen. Für den Moment genügt es zu wissen, daß die Yang-Emotionen wie Aufregung oder übermäßige Inanspruchnahme die positiven elektromagnetischen Polaritätskreisläufe überlasten und den negativen Kanälen ihre Energie entziehen. Nach diesem Prinzip wirken Emotionen und Konflikte auf die Körpergewebe des Menschen.

Wir alle wissen, daß, genauso wie dem Sturm die Stille folgt, kein Mensch unentwegt wütend oder traurig sein kann. Der

[5] Pelletier, *Mind as Healer, Mind as Slayer.*

gestrige Trübsinn macht den Weg frei für unsere heutige heitere Gelassenheit. Der emotionale Pegel schwingt auf und ab, von Yin nach Yang, und in seinem Kielwasser verlagert sich auch die Polarität in den Organen. Wenn sich die Körperpolarität also ständig anpaßt und wandelt, nach einem Gleichgewicht strebt, warum sollte es dann irgendwelche Eindrücke oder »Erinnerungen« geben, die sich in den Muskeln oder im Gewebe niederschlagen? Warum wird dann die Gedächtnistafel des Körpers nicht nach jeder Veränderung blankgewischt, so daß man die Wirklichkeit des Augenblicks unbelastet von früheren Zuständen und Erfahrungen erleben kann?

Das ist eine komplexe Fragestellung. Eine der Antworten lautet: Uns Menschen wurde die Fähigkeit zum Denken, Erinnern und Visualisieren gegeben. Wir können Bilder, Gedächtnisfetzen und Phantasien vor unserem geistigen Auge festhalten. All dies sind ausschließlich mentale Konstrukte. Doch im Inneren reagiert der Körper darauf so, als ob wir sie wirklich erfahren würden.[6] Ein beängstigender Traum regt das vegetative Nervensystem so an, als würden wir das alarmierende Szenario in der »realen« Welt erleben. Über den Mechanismus von Gedächtnis, Traum und Rückerinnerung durchleben wir bestimmte Emotionen und Konflikte immer wieder aufs neue. Eine weitere Antwort auf die oben angeschnittene Frage bringt die Drüsenzentren des menschlichen Organismus ins Spiel.

Sie werden auf der körperlichen Ebene mit entsprechenden Drüsen assoziiert. Die Chakren funktionieren wie Transducer im Verlauf der beiden Hauptspeichergefäße. Jedesmal wenn eine Veränderung in der organischen Polarität eintritt, verän-

---

[6] Michael und Nancy Samuels, *Seeing with the Mind's Eye* (New York: Random House, 1975).

dern sich auch die Energien im jeweiligen Chakra. Die Chakren steuern den Austausch und Transfer der Polaritätsenergien und registrieren die Hintergründe des Geschehens. Auf diese Weise wird jedes Chakra zu einem elektromagnetischen Akkumulator oder zu einer Datenbank, in der Informationen über die Art und Weise der Polaritätsveränderungen im Organismus gespeichert werden. Deshalb haben Menschen im Rahmen der Energiearbeit oft auch aufschlußreiche emotionale Wahrnehmungen, bei denen sie eine Gefühlsepisode aus ihrer Vergangenheit nochmals kurz durchleben oder aufs neue erfahren. Durch die energetischen Veränderungen erfolgt auch eine Aktivierung der Chakren, so daß während der Behandlung oft spontan Bilder und Gefühle freigesetzt werden.

In ihrer Funktion als Körper-Geist-Datenbanken scheinen die Chakren auf den ersten Blick physisch und psychisch eher ein Nachteil für den Menschen zu sein, verdanken wir ihnen doch, daß wir auf Gedeih und Verderb den aktuellen und vergangenen Emotionen ausgeliefert bleiben. Diese sieben »Folterwerkzeuge« können uns in einem ständigen elektrochemischen Streßzustand halten. Warum sollten wir mit Mechanismen von solch zweifelhaftem Wert ausgestattet sein? Vielleicht müssen wir unser grundlegendes, traditionelles Verständnis von uns selbst als Lebewesen auf den Prüfstein stellen, um zu begreifen, wie diese Zentren unsere Evolution und Entwicklung bestimmen.

Unsere ältesten Biokosmologien beschreiben den Menschen nicht als eine Entität, die allein auf der physischen, dreidimensionalen Ebene zu Hause ist, sondern als ein komplexes Wesen, das aus mehreren sowohl materiellen wie auch immateriellen Körpern besteht. Die immateriellen oder nicht in Erscheinung tretenden Körper fungieren als Vehikel für die Evolution und Entwicklung auf allen Ebenen jenseits der rein physischen. Bei diesen Systemen dienen die Chakren als ein Kommunikationsnetzwerk zwischen dem physischen Körper und seinen feinstofflichen Gegenstücken.[7]

In der ägyptischen Mythologie ist die Rede von fünf Körpern[8]; sie werden als sich durchdringende und interagierende Vehikel beschrieben, wobei jeder der Körper eine eigene Dimension und Funktion hat. Nach dieser Sichtweise liegt das Ziel der menschlichen Evolution in der vollständigen Entfaltung jedes einzelnen Körpers und gleichzeitig in der bewußten, funktionellen Integration aller fünf. (Siehe Abbildung 3 auf Seite 27 zur Illustration der Chakren und des ägyptischen Systems der fünf Körper.)

Der uns vertrauteste Körper ist der physische mit seinen Organen, dem Blut, den Knochen und der Muskulatur. Es ist der organische Erdenkörper, im ägyptischen System *Aufu* genannt, und beherbergt die sieben Energiezentren oder Chakren, über die die verschiedenen Körper untereinander kommunizieren. Über ein Netzwerk von subtilen Energieströmen, die Meridiane, beeinflussen diese sieben Chakren wiederum jedes Organ und Gewebe im physischen Körper. Aus dieser Perspektive ist begreiflich, daß der physische Körper auf den Energiezustand der anderen Körper einwirken und/oder dessen Produkt sein kann. Überdies wird verständlich, daß sich alles, was wir mit dem physischen Körper anstellen – wie wir ihn ernähren und bewegen, wie wir für ihn sorgen, welcher Umgebung wir ihn

---

[7] Hiroshi Motoyama und R. Brown, *Science and Evolution of Consciousness: Chakras, Ki & Psi* (Brookline, MA: Autumn Press, 1978).

[8] Für eine umfassende Darlegung der Kosmologie von Körpern in der ägyptischen Mythologie und Spiritualität siehe Robert Masters, »The Way of the Five Bodies«, *Aquarian Changes*, Band 5 Nr. 2 vom April 1983. Masters hat auch ein Buch über dieses Thema veröffentlicht: *The Goddess Sekhmet: The Way of the Five Bodies* (Warwick, NY: Amity House, 1988).

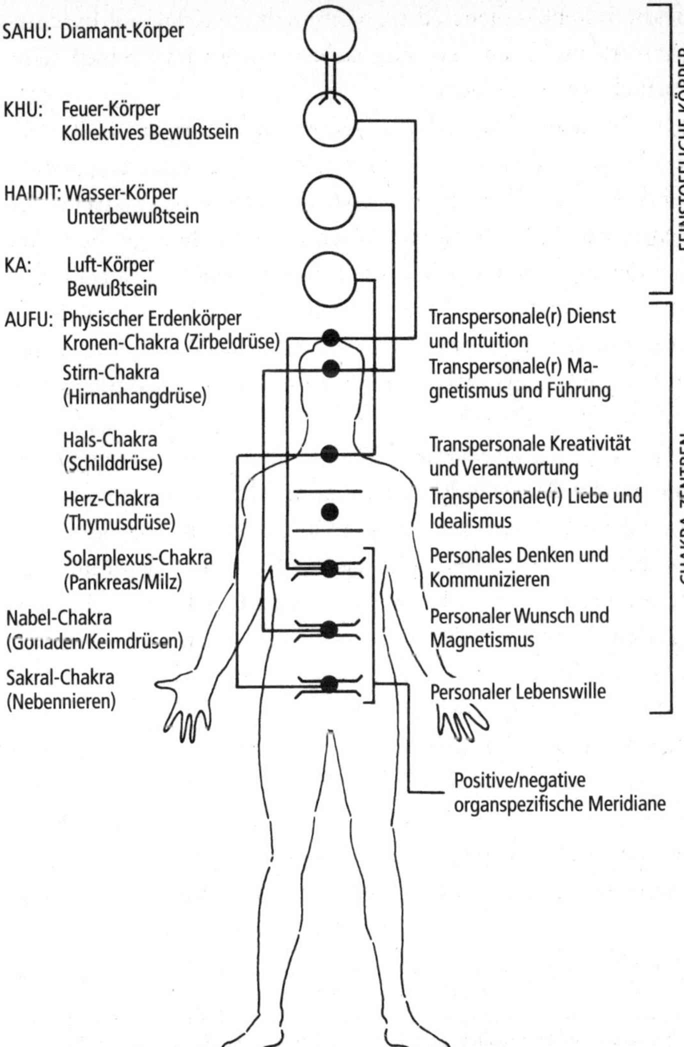

Abbildung 3: Die Chakra-Zentren und die fünf Körper nach dem ägyptischen System.

aussetzen und sogar wie wir ihn kleiden und schmücken – über die Meridiankanäle auf die Chakren niederschlägt; und nicht nur der physische Körper, sondern auch die unsichtbaren Körper sind davon betroffen. Nach der ägyptischen Lehre besteht die wahre Funktion des physischen Körpers darin, den feinstofflichen Körpern (und ihren Kräften) in der dreidimensionalen Welt als Instrument zu dienen.

Der zweite Körper im ägyptischen System heißt *Ka* und repräsentiert das Bewußtsein oder den Intellekt, den sogenannten Luft-Körper. Die Ka-Welt ist subtiler als die Aufu-Dimension, die physische Welt der Formen, die letztendlich durch die Arbeit des Ka-Körpers gestaltet und intakt gehalten wird. Die eigentliche Aufgabe von Ka besteht darin, durch Konzentration und Selbstbeobachtung Stärke und Kraft zu sammeln, um zu einem disziplinierten und konsequenten »Formgestalter« zu werden. In unentwickeltem Zustand ist Ka ein Reservoir von schematisierten/konditionierten Gedanken und Einstellungen, die unbewußt die physische Welt orchestrieren. Einmal zur Entfaltung gebracht, wird der Ka-Körper zur Brücke zwischen dem Traumkörper und dem physischen Vehikel und macht das Unbewußte bewußt.

Der Zusammenhang zwischen Geist und Körper, zwischen Gedanken und Form wird heutzutage immer tiefer erforscht. Der Markt wird geradezu überschwemmt mit Informationen über Möglichkeiten zur Rekonditionierung des Intellektes und der sich daraus ergebenden Auswirkungen auf das physische Selbst und seine Umwelt. Die Bandbreite erstreckt sich vom positiven Denken und der Psychokybernetik bis hin zur Meditation und Hypnose – allesamt mit dem Ziel, Verhaltensänderungen zu bewirken. Warum so viele, im Prinzip durchaus heilsame Methoden anfangs dramatische Wirkungen zeigen, jedoch auf lange Sicht versagen, liegt darin begründet, daß sich zahlreiche konditionierte Gedanken und innere Haltungen oder Einstellungen über die Chakren und Meridiane in den Muskeln und Geweben unseres Körpers eingeprägt haben. Diese Konditionierungen müssen ausgeräumt werden, und zwar nicht nur aus dem intellektuellen Körper, sondern auch aus den Muskeln und Geweben, damit sich das Muster dort nicht dauernd wieder neu einpflanzt. Die differenzierte elektrochemische Sprache der Muskeln und Körperhaltungen »redet« ohne Unterlaß zum Körpergewebe und läßt sich durch Kurzbehandlungen mit mentaler Umprogrammierung oder Hypnose nicht zum Schweigen bringen.

Der dritte Körper im ägyptischen System heißt *Haidit*. Es ist der Körper des Unterbewußtseins, der sogenannte Wasser-Körper. Einige Traditionen sprechen auch vom Doppelgänger, Traum- oder Astralleib beziehungsweise Schatten. Der Haidit-Körper spielt in Mythen, Kunst und Traumwelt eine zentrale Rolle. Beim luziden Träumen (Klarträumen; im Traum wird einem klar, daß man träumt, und man kann die Traumrealität bewußt beeinflussen) fällt Haidit die Aufgabe zu, alles im Unbewußten Schlummernde zu erkunden und diese Wirklichkeit mit der physischen Realität (Aufu-Ebene) durch den Einsatz des Bewußtseins (Ka-Ebene) zu verbinden. Auf diese Weise wird das physische Selbst durch den eigenen Mythos gestärkt und gewinnt so an kreativer Ausdrucksform und Entschlußkraft, um sich den Konflikten des realen Lebens zu stellen und diese zu bewältigen.

Der Feuer- oder »magische« Körper ist der des kollektiven Bewußtseins. In der ägyptischen Lehre heißt er *Khu*. Der Khu-Körper agiert auf der archetypischen Ebene des Seins – auf eben jener Stufe, auf der ein Mensch seinem Lehrer oder »Meister« begegnet. Deshalb sagt man oft: »Wenn der Schüler bereit ist, tritt der Lehrer in Erscheinung.« Der Lehrer wohnt immer in einem selbst, und man findet Zugang zu ihm über die korrekte Ausrichtung und Funktion der feinstofflichen Körper. Diese Orientierung findet nur der, der zuvor gezielte Arbeit auf körperlicher, mentaler und emotionaler Ebene geleistet und auf diese Weise die Chakren stimuliert und beeinflußt hat. Ein Lehrer in physischer Gestalt kann zwar den Weg in diese Richtung weisen und bei diesem Prozeß helfen, doch nur der Suchende selbst kann die Arbeit verrichten und den Lehrer in sich erwecken. Von dieser Ebene der inneren Führung wird die wahre seelisch-körperliche Arbeit zur Heilung und Transformation initiiert und in Gang gehalten. Die Hoffnung und Bestimmung des Khu-Körpers liegt darin, Kanal für das höhere Selbst auf seiner physischen Daseinsebene zu werden.

Der fünfte Körper im ägyptischen System heißt *Sahu*. Einige Traditionen bezeichnen ihn als den strahlenden oder verklärten Körper beziehungsweise den Diamant-Körper. Er verbindet die menschliche mit der göttlichen Ebene des Seins. Die Aufgabe des Sahu-Körpers besteht darin, mit Hilfe von Khu die niederen Körper zu durchdringen, damit sich auf der physischen Seinsebene das höchstmögliche Maß an Schaffenskraft und Sinngebung entfalten kann.

In der ägyptischen Fünfteilung finden wir eine Metapher für alchemistisches Wirken. Die getrennten Elemente – Erde, Luft, Wasser und Feuer –, wie sie von den unteren vier Körpern symbolisiert sind, werden zur höchsten Verfeinerung und inneren Neuausrichtung in die Welt des fünften Körpers gebracht: das unzerstörbare diamantene Selbst, der Stein des Weisen, Symbol des Einsseins und der Erkenntnis.[9]

[9] A. E. Waite, *The Hermetical & Alchemical Writings of Paracelsus* (Boston: Shambhala, 1976).

Das alte ägyptische System verrät uns eine ganze Menge, nicht nur hinsichtlich der Funktion der Chakren, sondern auch in bezug auf unsere Bestimmung als ganzheitliche Wesen und den Sinn von Gesundheit und Krankheit in unserem Leben.

Durch die Brille der ägyptischen Mythologie betrachtet, stellen Ablagerungen, Blockaden und Störungen im Bereich der Chakren Entwicklungschancen und Herausforderungen für uns dar, die wir ergreifen und nutzen sollten, um zu einem vollkommeneren Ausdruck des Großen Werkes zu gelangen. Wenngleich Chakra-Störungen über die Drüsen und Meridiannetzwerke körperliche »Symptome« hervorrufen können, heißt das noch lange nicht, daß der Körper selbst »krank« ist; vielmehr bedeutet es, daß er bei der Erfüllung seiner höheren Funktionen behindert wird. Wenn wir uns mit jeder einzelnen Chakra-Störung befassen, ihre Symptomatik gründlich analysieren und die damit verbundene Herausforderung erkennen, erfahren wir etwas über die Stolpersteine, die wir uns selbst in den Weg zur größeren Vollkommenheit gelegt haben. Bei dieser Form der Diagnose werden Störungen und Krankheiten als motivierend und richtungsweisend bewertet – und eben nicht nur als lästige, unangenehme physische oder emotionale Empfindungen! Das ägyptische System lehrt uns, daß Streß auf einer Seinsebene (ob wir uns dabei nun auf einen »Körper« beziehen oder nicht) das Ergebnis von Streß auf einer anderen Ebene sein oder ihn dort auslösen kann. Denn der Mensch ist nicht in Bereiche gegliedert mit emotionalen, mentalen, spirituellen und organischen Funktionen, die keine gegenseitige Beziehung oder Kommunikation haben.

In unserem Streben nach Bewußtheit und rhythmischem Einklang mit der physischen Welt scheinen die Heilweisen der Zukunft jene Schwingungstherapien zu sein, die spezifisch die

Chakren ansprechen. Im einzelnen werden in diesem Buch folgende Therapieansätze näher beschrieben und erörtert:

Polarity Balancing – Elektromagnetische
Pulsharmonisierung
Meridiantherapie
Aromatherapie
Homöopathie
Chromotherapie & Edelsteintherapie.

Kapitel Zwei

Mit den Chakren arbeiten

Als Individuum in einen gesellschaftlichen Zusammenhang eingebunden, hängt die Entwicklung des Menschen von seiner Fähigkeit ab, wie er mit den Problemen des Lebens umgeht und sie löst. Nahezu jede Theorie zur Persönlichkeitsentfaltung arbeitet mit einem Etappen- oder Stufenmodell, in dem der innere Konflikt als der primäre Lehrer der sich entfaltenden Persönlichkeit dargestellt wird. Psychologisch gesehen sind Phasen der Angst, der Unklarheit und des Zweifels unsere eigentliche Chance, »den Weg zur Größe und nicht den der Furcht zu beschreiten«.[10] Die Chakren sind geistige und psychische Energiezentren der Personlichkeitsentfaltung. Jedes von ihnen ist eine Sammelstelle für einen bestimmten Konflikt- und Entwicklungsbereich. Im Verlauf der beiden Hauptenergiebahnen des Körpers (siehe Abbildung 4 auf Seite 34) arbeiten die Chakren wie Transducer, regulieren den Polaritätsausgleich in den Organen und erfassen jede elektromagnetische Transaktion. Da viele Veränderungen in der organspezifischen Polarität indirekt auf einen emotionalen Anstoß zurückzuführen sind, werden die Chakren zu »Datenbanken«, in denen Informationen über per-

10 Abraham Maslow, »Self-Actualization and Beyond« in *Challenges in Humanistic Psychology* (New York: McGraw-Hill, 1967, Seite 282).

Farbe	Chakra	Mantra
Violett	Kronen-Chakra	Aum
Indigo	Stirn-Chakra	Om
Blau	Hals-Chakra	Ham
Grün	Herz-Chakra	Yam
Gelb	Solarplexus-Chakra	Ram
Orange	Nabel-Chakra	Vam
Rot	Sakral-Chakra	Lam

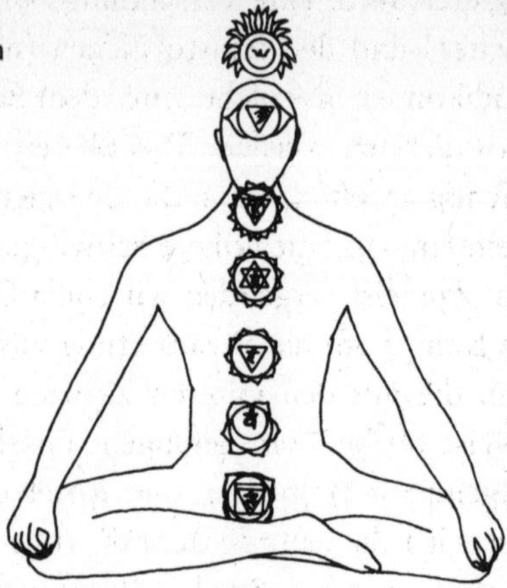

Abbildung 4: Die Chakren und ihre jeweiligen Schwingungsmuster nach der Überlieferung.

sönliche Konflikte und eindrucksvolle Erfahrungen gespeichert sind.

Die drei unteren Chakren – Sakral, Nabel und Solarplexus – repräsentieren die elementaren Lebensräume. Es handelt sich hierbei um den physischen Bereich der Bewegung (Sakral), den emotionalen Bereich der Wünsche (Nabel) und den mentalen Bereich der Kommunikation (Solarplexus). Psychologisch gesehen stehen die unteren Zentren für die Ausbildung des persönlichen Willens, das heißt:

des Willens, zu sein	Sakral-Chakra
des Willens, zu haben	Nabel-Chakra
des Willens, zu wissen	Solarplexus-Chakra.

Die drei oberen Zentren – Hals, Stirn, Scheitel oder Krone – sind höhere Schwingungsoktaven der elementaren Lebensräume.

Sie fungieren als direkte Verbindung zwischen dem stofflichen (physischen) und den feinstofflichen (nicht-physischen) Körpern und können als solche unter dem Begriff »transpersonale Zentren« geführt werden. Die oberen Zentren können erst dann richtig arbeiten, wenn die Energien der unteren Zentren aufbereitet und auf die höhere Schwingungsebene ausgerichtet wurden. Zumeist vergeuden wir einen Großteil unserer Energien im Kampf um die Verarbeitung von Konflikten und Eindrücken, die mit den unteren Zentren verbunden sind. Auf diese Weise bleiben wir Gefangene unserer Erfahrungen, Probleme, geistigen Haltungen und Anschauungen; den höheren Zentren wird die erforderliche Kraft zur eigenen Entfaltung und Funktion versagt. Folglich darf unsere Verbindung zu den nicht-physischen Vehikeln allenfalls als unstet und rudimentär angesehen werden, und auf den höheren Ebenen verzögert sich der Wachstums- und Reifeprozeß entsprechend. Nur durch unermüdliches Arbeiten an den unteren Zentren kann die notwendige Energie freigesetzt werden, um die höheren Zentren zu aktivieren und den Bund zwischen den feinstofflichen und stofflichen Vehikeln bewußt zu schmieden und zur Resonanz zu bringen. Die höheren Zentren repräsentieren Entwicklungsfelder des transpersonalen Willens:

des Willens zur Kreativität	Hals-Chakra
des Willens zur Führerschaft	Stirn-Chakra
des Willens zum Dienst	Kronen-Chakra

Abbildung 3 auf Seite 27 veranschaulicht die Beziehung zwischen den höheren und niederen Zentren ebenso wie die Verbindung zwischen den höheren Zentren und den nicht-physischen oder feinstofflichen Körpern.

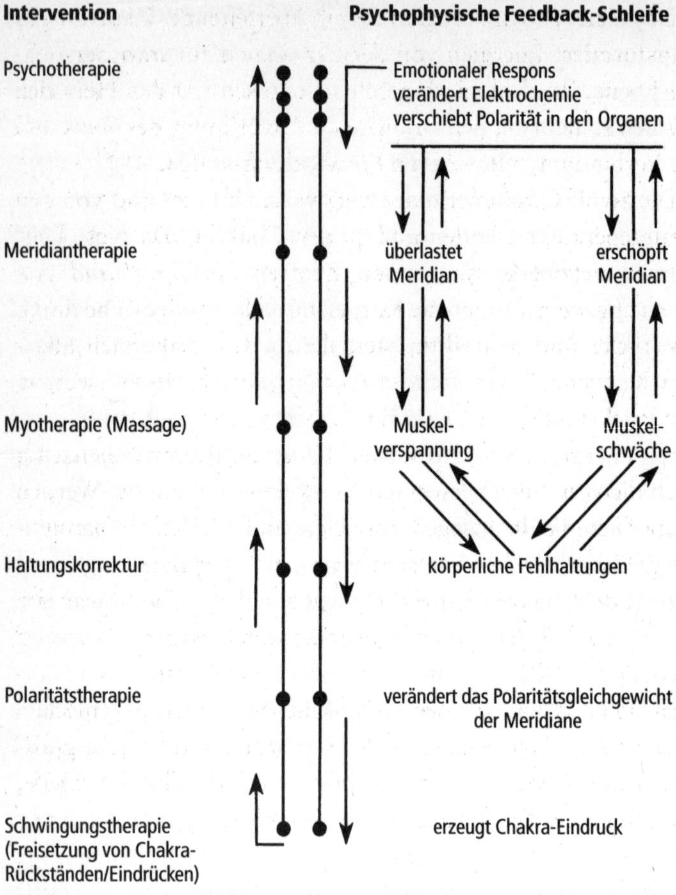

Abbildung 5: Durch die therapeutische Intervention wird der psychophysische Zyklus von Musterabläufen unterbrochen und umprogrammiert.

Das Herzzentrum fungiert als ein überleitendes Zentrum. Es transformiert Energien von der personalen zur transpersonalen Ebene. Psychologisch gesehen repräsentiert das Herz den »Willen zu lieben«, den Drang nach Ausdehnung des Seins und die Verbindung mit höheren Entwicklungsstufen.

Die zwölf Organmeridiane verzweigen sich zu und von den Hauptenergiekreisläufen und zu den Chakren. Da diese Leitbahnen netzwerkartig zu den Zentren *hinführen und von ihnen abgehen,* können die Körpermuskeln und -gewebe durch Eindrücke und Konfliktmuster, die im Chakrabereich abgespeichert sind, beeinträchtigt werden. Durch die Freisetzung von Rückständen im Chakrabereich verändern sich die elektrischen Energieströme in den Meridianen und damit gleichzeitig auch die von ihnen versorgten Muskeln und Gewebe. Werden körperliche Fehlhaltungen korrigiert und Muskelverspannungen gelöst, verändert sich gleichzeitig die Meridianenergie und bezieht die Chakren mit ein. Der ganzheitliche Therapieansatz erfordert eine Intervention auf der gesamten psychophysischen Feedback-Schleife.[11] Um Streßmuster signifikant zu verändern, müssen wir auf der organischen wie auch psychischen Ebene nach Harmonie streben. Abbildung 5 zeigt eine grafische Darstellung einer psychophysischen Feedback-Schleife, ein komplexes Bild von Ursache und Wirkung und der Inter-

[11] Siehe Gregory Bateson, »Cybernetic Explanation« in *Steps to an Ecology of Mind* (New York: Ballantine, 1972) Seiten 403–404, und besonders seine Kommentare zum Feedback-Konzept: »Sieht man die Phänomene des Universums als durch Ursache und Wirkung sowie Energietransfer miteinander verbunden, so besteht das daraus resultierende Bild aus komplex verzweigten und ineinanderübergehenden Kausalzusammenhängen ... Man kann wohl davon ausgehen, daß sich Ereignisse an irgendeiner Stelle im Kreislauf dann später auch auf alle übrigen Stellen des Kreislaufs auswirken.« Bei einem psychophysischen Feedback-Kreis haben wir es mit eben dieser komplexen Kausalitätskette zu tun; hier spielen Emotionen, Reaktionen des vegetativen Nervensystems, veränderter Elektrochemismus usw. mit.

ventionsmöglichkeiten, die das psychophysische Muster unterbrechen und wandeln kann.

Den Energiezustand der Chakren austesten

Elektrochemische Ablagerungen in den Chakren lassen sich ganz einfach mit Hilfe der Radiästhesie aufspüren.[12] Die zu testende Person legt sich ausgestreckt auf den Rücken; der Kopf sollte dabei nach Norden oder Osten weisen. Der Therapeut hält ein Pendel direkt über jedes einzelne Chakra auf der Verlaufslinie des Zentral-Meridians (siehe Abbildung 6). Der Energiewirbel sollte sich an jedem der Chakra-Punkte im Uhrzeigersinn drehen. Die Stärke und Richtung der Pendelbewegung gibt Aufschluß über den Energiezustand des Chakras.[13] Wenn das Pendel im Bereich eines Energiezentrums anders als im Uhrzeigersinn schwingt, deutet das auf ein energetisches Ungleichgewicht oder eine elektrochemische Ablagerung hin.

Chakra-Störungen können akuter wie auch chronischer Art sein. Eine akute Disharmonie liegt vor, wenn es zu einem vorübergehenden elektrochemischen Ungleichgewicht kommt. Kurzzeitige Konflikte und aktuelle Alltagsprobleme bilden zumeist den Hintergrund dafür. Eine solche Störung erzeugt noch keine unerwünschten Muskel- oder Haltungsmuster, weil sie sich dafür nicht lange genug in der psychophysischen Feedback-Schleife befindet.

---

[12] Der Begriff Radiästhesie wird hier in dem Sinne benutzt, daß ein Bereich mittels Pendel abgetastet wird, um Fluktuationen im elektromagnetischen Feld aufzuspüren.

[13] Als weiterführende Lektüre zum Thema Radiästhesie und Pendeln zur Bestimmung von Wirbelenergien siehe Tom Graves, *The Diviner's Handbook* (Rochester, VT: Inner Traditions, 1977).

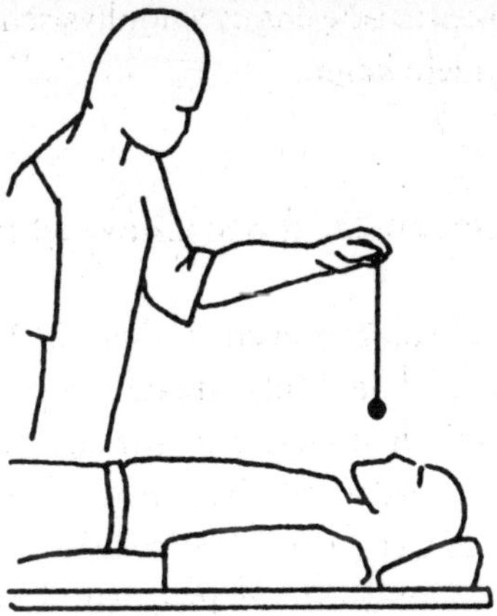

Abbildung 6: Die Chakren austesten.

Chronische Störungen hingegen deuten auf ein wiederkehrendes elektrochemisches Ungleichgewicht hin. Solche Disharmonien wiederholen sich ständig und bilden so ein länger anhaltendes Muster, das degenerative Spuren in den Reflexzonen der Muskeln und Gewebe hinterläßt. Chronische Störungen werden stets von entsprechenden körperlichen Fehlhaltungen und muskulären Verspannungen begleitet, die auf ein fixiertes psychisches Muster hinweisen, das sich offensichtlich in das Körpergewebe eingeprägt hat. Dieses Muster war lange genug in der psychophysischen Feedback-Schleife präsent, um auf elektrochemische Weise »Muskelbilder« zu generieren.

Jeder Störung oder Disharmonie in einer Chakra-Region sollte man im Meridiannetzwerk des betroffenen Zentrums nachgehen. Durch die Untersuchung der zugehörigen Muskeln lassen sich klare Erkenntnisse über eventuell vorhandene Haltungsanomalien gewinnen und akute von chronischen Störungen unterscheiden.

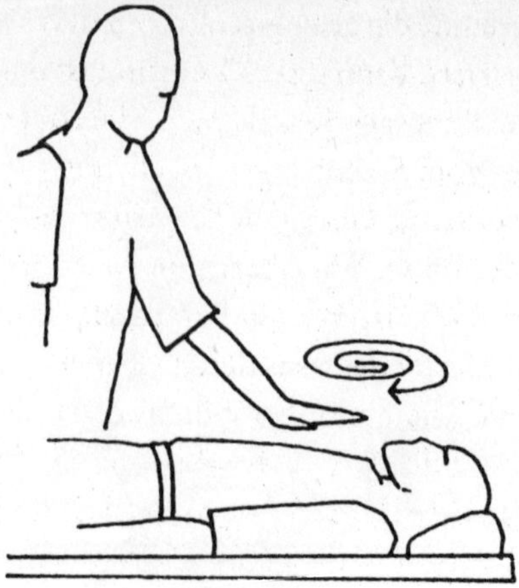

Abbildung 7

Akute Chakra-Störungen können durch Energieumkehrung der betroffenen Region zumeist vollständig geklärt und aufgelöst werden. Dabei wird die Energie des Chakras wieder in Fluß gebracht. Um einen Chakra-Wirbel »umzukehren«, führt der Therapeut oberhalb des Chakras mehrere kreisende Streichbewegungen im Uhrzeigersinn aus (siehe Abbildung 7). Auf diese Weise lassen sich akute Beschwerden vorübergehend lindern.

Chronische Störungen erfordern allerdings eine intensivere Behandlung und Umorientierung. Will man chronische Chakra-Ablagerungen effektiv beseitigen, muß zunächst festgestellt werden, welcher Meridian auf Dauer von dieser Disharmonie betroffen ist. Dazu wird eine Beurteilung der Muskeln durchgeführt, die von den Meridianen des betroffenen Chakras versorgt beziehungsweise angesteuert werden. Nehmen wir beispielsweise an, die Chakra-Austestung ergibt eine Unausgewogenheit im Solarplexus. Damit wissen wir, daß der zugrundeliegende psychische Konflikt etwas damit zu tun hat, wie der Betreffende die geistig-seelischen und kommunikativen Energien integriert, denn dieses Zentrum ist der Sammelbehälter von entwicklungsgeschichtlichem Material solcher Art. Die netzwerkartig vom Solarplexus abgehenden und zu ihm hinführenden Meridiane verlaufen zur Milz, zum Magen, zu den Nieren und zur Blase. Wir überprüfen also die Haltungs- und Muskelbilder, die aus chronischer Erschöpfung und Schwächung dieser Meridiane resultieren. Dabei fällt uns auf, daß der Patient eine Schulter höher hält als die andere – ein mit Erschöpfung des Milz-Meridians assoziiertes Muskelbild. Der psychosoziale Konflikt, der den Milz-Meridian schwächt, hat mit einem Überheblichkeitsgefühl zu tun, einem Drang, intellektuell zu dominieren und andere zu »bekehren«; er deutet auf ein Profil der geistigen Starre hin, das sich im extremen Fall als Engstirnigkeit, Voreingenommenheit und Befangenheit äußern kann. Durch Ortung der Meridianschwäche und des damit einhergehenden körperlichen Bildes konnten wir den Konflikt, der die Störung immer wieder aufleben läßt, ganz klar identifizieren. Damit öffnet sich nun das Tor zu einer Reihe von Behandlungsmöglichkeiten:

1. eine psychologische Beratung in bezug auf den festgestellten Konflikt;
2. eine homöopathische Behandlung zur Auflösung des damit einhergehenden psychosozialen Stresses;
3. eine Myotherapie zur Lockerung beziehungsweise Aktivierung der betroffenen Muskelpartien und zur Haltungskorrektur;
4. eine Meridian- und Polaritätstherapie zur Regulierung gestörter organspezifischer Energiekreisläufe;
5. ein Schwingungstherapie zur Freisetzung von Chakra-Rückständen und -Ablagerungen.

Die Pulspunkte harmonisieren

Jedem Chakra ist ein Satz von Pulsen zugeordnet, die wie Widerstände funktionieren, um die Energien in dem jeweiligen Zentrum zu regulieren. Bei der Benutzung der Pulspunkte erzeugt der Heiler einen temporären Kreislauf mit seiner Hand und seinem Körper, um beim Patienten die Energien in der betreffenden Chakra-Region auszubalancieren. Der Heiler legt seine Hände oder Fingerspitzen ganz leicht auf die Pulspositionen und wartet, bis sich ein schwacher rhythmischer Gleichklang zwischen ihnen einstellt. Auch eine Temperaturdifferenz läßt sich zwischen den beiden Pulsstellen erfühlen. Der Heiler übt sanften Druck auf die Pulse aus, bis sie synchron, also im Gleichklang laufen und möglichst auch eine einheitliche Temperatur aufweisen. Für eine Pulsharmonisierung benötigt man pro Position zwischen dreißig Sekunden und zwei Minuten oder mehr.

Mit der Polaritäts-Pulspunkt-Methode, die verschiedene Bewegungs- und Harmonisierungsabläufe umfaßt, läßt sich jedes Chakra wieder in Ordnung bringen. Gleichzeitig kann sie als eine sanfte, entspannende Form von Körperarbeit eingesetzt werden. Eine Beschreibung der Pulstaststellen und Hinweise zur Harmonisierung sind in den Übersichtstafeln der einzelnen Chakren enthalten.

Mit den Chakra-Tafeln arbeiten

Auf den folgenden Seiten gehen wir näher auf jedes Chakra ein und beleuchten die physischen, psychologischen und therapeutischen Gesichtspunkte. Um das Studium der einzelnen Energiezentren so einfach wie möglich zu halten und dem Therapeuten ein übersichtliches Nachschlagewerk an die Hand zu geben, wird jedes Chakra in tabellarischer Form vorgestellt – und zwar nach folgenden Kategorien:

Lage: Die Lage des Chakras und der radiästhetischen Testposition.

Entwicklungschancen: Eine Beschreibung der Entwicklungschancen, die jedes Chakra birgt, sowie der Bedürfnisse, Bestrebungen und Konflikte, die dem jeweiligen Bereich zugeordnet werden und elektrochemische Ablagerungen im Bereich des Chakras verursachen können.

Psychische und physische Erscheinungsbilder: Eine Beschreibung der psychischen und physischen Erscheinungsbilder, die mit den Störungen im jeweiligen Zentrum einhergehen oder solche nach sich ziehen können.

Vitamine/Mineralstoffe: Eventuelle Vitamin- oder Mineralmangelerscheinungen, die von Chakra-Störungen ausgehen oder solche verursachen können.

Polaritätstherapiepunkte: Jedem Chakra ist ein Satz von Pulspunkten zugeordnet. Sie fungieren als Widerstände und regulieren die Chakra-Energien ebenso wie den Meridian-Haushalt. Bei der Benutzung der Pulspunkte erzeugt der Heiler einen temporären Kreislauf mit seinen Händen beziehungsweise seinem Körper, um die Chakra-Energien auszubalancieren und wieder ins Lot zu bringen.

Meridiane: In diesem Abschnitt der Übersichtstafeln werden die vier Meridiane aufgeführt, die netzwerkartig zum und vom Zentrum verlaufen und die physischen Gewebe mit dem Chakra verbinden. Wird eine Chakra-Störung festgestellt, müssen jeder dieser vier Meridiane sowie die jeweils von ihm versorgten Muskeln untersucht werden, um Aussagen darüber machen zu können, ob sich die Chakra-Störung bereits elektrochemisch in das Körpergewebe eingeprägt und eine psychophysische Feedback-Schleife erzeugt hat. Durch Isolierung des betroffenen Meridians läßt sich der psychosoziale Konflikt klar erkennen, der der Störung zugrunde liegt; dies wiederum führt uns zu der Körperregion und den Muskelgeweben, die regulierungsbedürftig sind.

Hinweise zur Lokalisierung der einzelnen Meridiane, zur Aufspürung von Störungen und Regulierung der Energien in den Leitbahnen sind in Kapitel 3 »Mit den Meridianen arbeiten« enthalten. Myotherapeutische Techniken zur Auflösung von Muskelverspannungen und zur Stärkung geschwächter Muskelstränge sind ebenfalls dort zu finden. In Klammern gesetzte Seitenangaben bei den Chakra-Tafeln verweisen auf die spezifischen Meridiane, die netzwerkartig zum jeweiligen Chakra hinführen beziehungsweise von diesem abgehen, also einen geschlossenen Kreis bilden.

Aromatherapie: Die Aromatherapie ist eine Schwingungsmedizin, die die Freisetzung von Rückständen und Prägungen sowie die Lösung energetischer Blockaden im Chakra-Bereich unterstützt. Jedes Zentrum verfügt über einen spezifischen Auftragepunkt für Essenzen, über den es angesprochen werden kann. Verschiedene ätherische Öle können auf die einzelnen Chakren wirken. In der Aromatherapie wird *ein* ätherisches Öl ausgewählt und auf den Auftragepunkt des betreffenden Chakras zur Anwendung gebracht; beides wird in den Tafeln aufgeführt. Im Kapitel 4 »Schwingungstherapien« finden Sie Näheres zu diesem Thema.

Homöopathische Mittel: Bei der Bewältigung von emotionalem und psychischem Streß kann eine Behandlung mit homöopathischen Mitteln sehr hilfreich sein. Für jedes Chakra sind verschiedene Arzneien aufgeführt, die sich bei der Therapie von Streßsymptomen im Zusammenhang mit unterschiedlichen Chakren als zuverlässig erwiesen haben. Die Mittelbilder sowie Hinweise zur Aufbereitung und Anwendung der Substanzen sind in Kapitel 4 »Schwingungstherapien« enthalten.

Farben und Edelsteine: Die Farb- und Edelsteintherapie ist ebenfalls eine Form der Schwingungsmedizin, die die Freisetzung von Rückständen und Prägungen sowie die Lösung energetischer Blockaden in der Chakra-Region unterstützt. Zur Stimulation eines jeden Chakras gibt es eine spezifische Farbe und einen spezifischen Stein. In Kapitel 4 erfahren Sie Näheres über die Harmonisierung der Chakra-Energien mit Hilfe von Farben und Edelsteinen.

DAS SAKRAL-CHAKRA

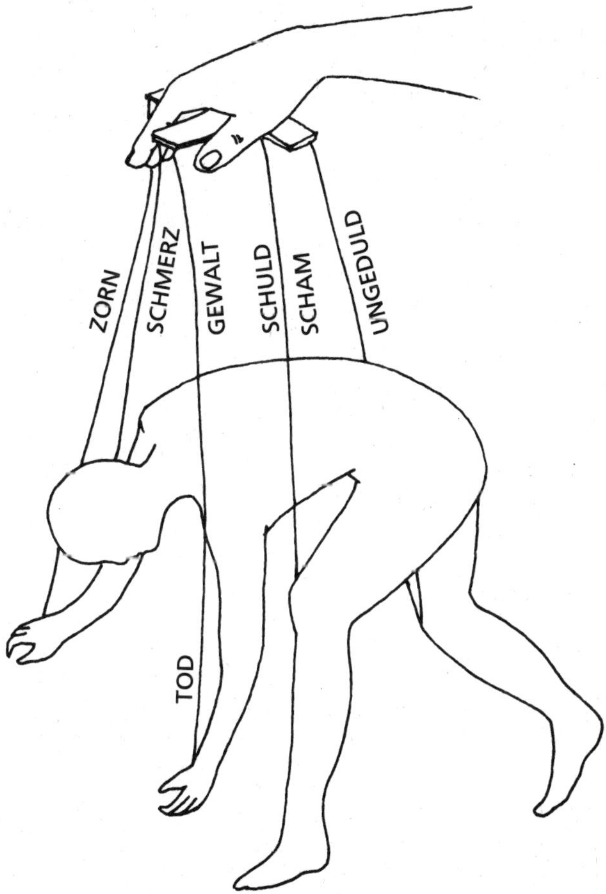

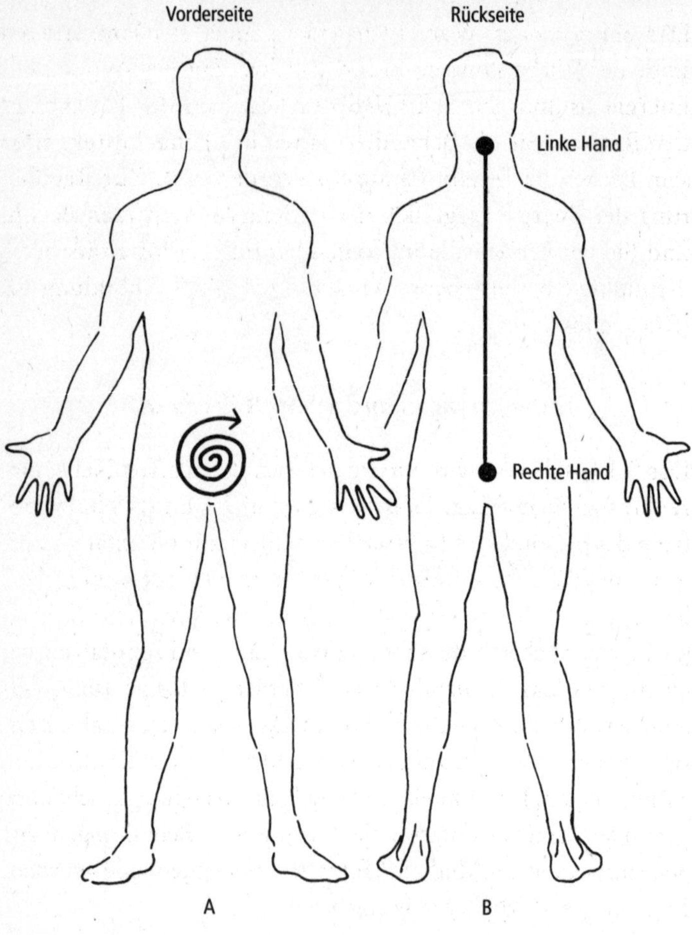

Abbildung 8: Das Wurzel-Chakra. (A) zeigt die Lage des Chakras und (B) die Harmonisierungspunkte.

Lage

Das Sakral- oder Wurzel-Chakra befindet sich am unteren Ende der Wirbelsäule im Beckenbereich. Zur Feststellung des Energiezustands im Sakralzentrum legt sich der Patient auf den Rücken. Sie als Behandler halten das Pendel direkt über sein Becken (siehe Abbildung 8A, Vorderseite). Zur Regulierung der Energien legt sich der Patient dann auf den Bauch, und Sie verwenden die im folgenden unter »Polaritätstherapiepunkte« beschriebenen Pulspunkte gemäß Abbildung 8B (Rückseite).

Entwicklungschancen: Der Wille zu sein

Das Sakral-Chakra wird im organischen Bereich den Nebennierendrüsen zugeordnet. Es ist das psychische Entwicklungszentrum des persönlichen (personalen) Willens zur Identität und Eigenständigkeit ebenso wie des Antriebs zum Handeln und Überleben. Dieser Raum der Entfaltung umfaßt zudem das Streben nach persönlicher Bedeutung, Individualität und Selbstausdruck ebenso wie das Bedürfnis nach Sicherheit, Selbstachtung, Leistungen, Errungenschaften und Anerkennung. Das Sakralzentrum ist der elektrochemische Sammelbehälter von Eindrücken, Erinnerungen, Konflikten, geistigen Haltungen und Anschauungen oder Glaubenssätzen, die bei unseren Bemühungen zur Selbständigkeit und Individualität zusammengetragen wurden. Frühe negative Muster in bezug auf

- die Sicherheit unseres Umfeldes und unserer Bezugspersonen,
- die Angemessenheit und Wirksamkeit unserer Handlungen und Ausdrucksformen

- die Erwartungen an unsere geschlechtsspezifische oder kulturelle Rolle

können das Sakralzentrum chronisch belasten. Dadurch entsteht eine negative psychophysische Feedback-Schleife.

Nach einem Schockerlebnis, einem Trauma, einem Unfall, Phasen der Angst, Verletzung oder Bedrohung und Gefahr kann das Sakralzentrum vorübergehend (akut) gestört sein. Ebenso können in Wendezeiten wie der Pubertät, einer Schwangerschaft, der Menopause, einer Midlife-Krise, einem operativen Eingriff oder einer Verletzung der Fortpflanzungsorgane Störungen im Wurzel-Chakra auftreten; desgleichen in Phasen einschneidender Veränderungen im Sexualleben oder -verhalten.

Psychische Erscheinungsbilder

Die mit Störungen im Wurzel-Chakra assoziierten psychischen Erscheinungsbilder umfassen: Probleme mit dem geschlechtsspezifischen oder kulturellen Rollenverständnis, Identitätskrisen, Furcht, Hadern und Bedauern, Scham, Scheu, Ängstlichkeit, Opfertum, Märtyrertum, Minderwertigkeitskomplexe, Zorn, Aggressivität, Ungeduld, Intoleranz, Selbstbezogenheit, Stolz, Selbstdruck, Konkurrenzdenken.

Physische Erscheinungsbilder

Zu den mit Störungen im Sakral-Chakra einhergehenden Beschwerden zählen: Anämie, Eisenmangel, schlechte oder spasmodische Blutzirkulation, niedriger Blutdruck, schwacher Muskeltonus, Erschöpfungszustände, Insuffizienz der Nebennieren.

Polaritätstherapiepunkte

Der Patient liegt auf dem Bauch. Der Heiler legt seine linke Hand an der Schädelbasis und seine rechte am Ende der Wirbelsäule auf (siehe Abbildung 8B). Die linke Hand wird in der beschriebenen Position belassen, während die rechte den unteren Rücken und Beckenbereich mit einer sanften Schaukelbewegung stimuliert und lockert. Zunächst dürften sich noch Widerstände im Körper gegen die Bewegung melden, doch sie sollte so lange fortgesetzt werden, bis der Patient in der unteren Rückenregion eine gewisse Bewegungsfreiheit spürt. Anschließend werden beide Hände still und ruhig gehalten, um den Puls am jeweiligen Ort zu fühlen. Die Hände werden so lange auf beiden Positionen belassen, bis dort eine gleichmäßige Temperatur spürbar wird und beide Pulsstellen synchron und ebenmäßig pochen.

Meridiane

Herz (Seite 107), Kreislauf (Seite 109), Dreifacher Erwärmer (Seite 111), Dünndarm (Seite 113).

Aromatherapie

Nelkenöl (Eugenia caryophyllata), Basilikumöl (Ocimum basilicum), Neroliöl (Citrus aurantium). Der Auftragepunkt des Öls ist die Schädelbasis, unmittelbar oberhalb des Haaransatzes.

Homöopathische Mittel

Königskerze, Wilde Rose, Nieswurz, Holzapfel, Kiefer, Schwarzwurz, Walnuß, wilder Hafer, Ysop, Nachtschatten, Giftsumach, Gemswurz, Eisenhut.

Entsprechungen

Farbe: rot, *Planet:* Sonne/Mars, *Vitamin/Mineralstoff:* Vitamin E und Eisen, *Drüse:* Nebenniere, *Edelstein:* Karneol, *Musikton:* C.

NABEL-CHAKRA

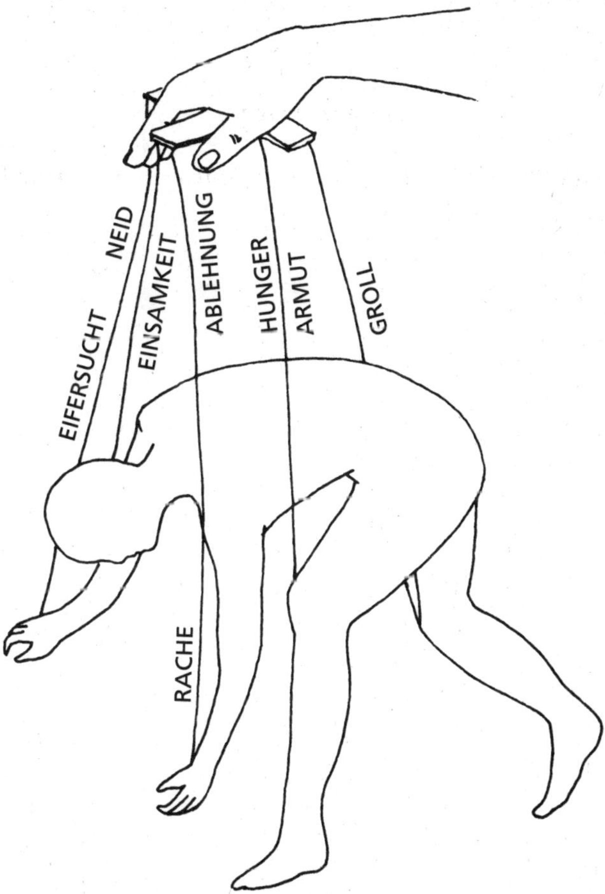

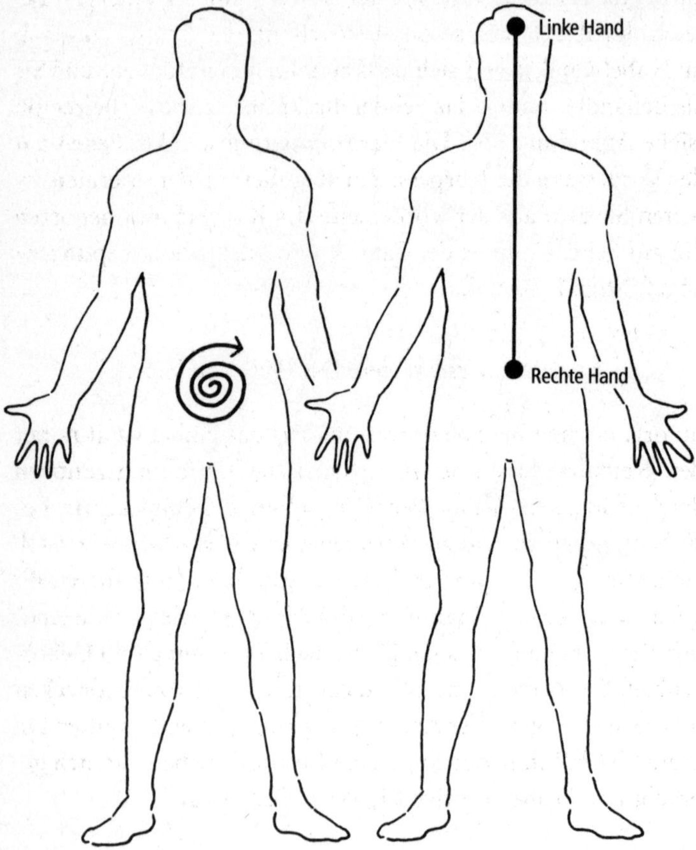

Abbildung 9: Das Nabel-Chakra. (A) zeigt die Chakra-Lage und (B) die Harmonisierungspunkte.

Lage

Das Nabelzentrum liegt, wie der Name schon andeutet, im Bereich des Bauchnabels. Zur Feststellung des Energiezustands im Nabel-Chakra legt sich der Patient auf den Rücken, und Sie als Behandler halten das Pendel direkt über seine Nabelregion (siehe Abbildung 9A). Die Harmonisierungspunkte liegen auf der Vorderseite des Körpers. Zur Regulierung der Energien arbeiten Sie also auf der Vorderseite des Körpers und benutzen die auf Seite 57 unter der Rubrik »Polaritätstherapiepunkte« angeführten Pulspunkte.

Entwicklungschancen: Der Wille, zu haben

Im organischen Bereich korrespondiert das Nabel-Chakra mit den Keimdrüsen. Es ist das psychische Entfaltungszentrum der persönlichen (personalen) Wunsch- und Gefühlskräfte, des Willens zu haben und zu lieben ebenso wie des Strebens nach Sicherheit und Zugehörigkeit. Dieses Entwicklungsfeld umfaßt auch die Suche nach Stabilität (sowohl im materiellen wie emotionalen Sinne) und das Bedürfnis nach Zuneigung und Geborgenheit. Das Nabelzentrum ist die Sammelstelle von Eindrücken und Erinnerungen oder Anschauungen, die unser Bemühen um brauchbare Rahmenbedingungen für unser Leben mit sich gebracht hat. Frühe negative Muster in Bezug auf

- die Sicherheit und Stabilität der emotionalen und materiellen Rahmenbedingungen,
- unsere Attraktivität, unser Begehrtsein und Recht, geliebt zu werden,
- Erfahrungen mit Mangel oder Fülle (Armut, Hunger usw.)

lassen chronische Spuren im Nabelzentrum zurück und erzeugen eine psychophysische Feedback-Schleife. Das Nabelzentrum kann vorübergehende (also akute) Störungen aufweisen, wenn Beziehungsstreß den Alltag trübt oder Scheidung, Trennung, Verlust und Verlassenwerden anstehen; desgleichen infolge von Diebstahl, Wegfall oder Beschädigung der materiellen Rahmenbedingungen (Besitz, Arbeit, Einkommen). Wenn unser Selbstbild verletzt wird, wir uns unattraktiv oder unzulänglich fühlen und an uns selbst zweifeln, wirkt sich das ebenfalls negativ auf unser Nabelzentrum aus.

Psychische Erscheinungsbilder

Störungen im Nabelchakra werden assoziiert mit: Besitzstreben und Hang zur Vereinnahmung, Gier, Horten, Verlustängste, Hunger, Armut, Verlassenheitsgefühle, Unsicherheit oder Feindseligkeit in Beziehungen, Abwehrhaltungen, Eifersucht, Neid, Einsamkeit, Haß, Groll, Gefühle der Vernachlässigung oder Geringschätzung, Selbstzweifel und Angst vor dem Altern.

Physische Erscheinungsbilder

Ein Ungleichgewicht im Nabelzentrum wird mit folgenden Erscheinungsbildern assoziiert: Störungen im Atmungs- und Bronchialapparat, Muskelspasmen, Verkrampfungen und Lähmungen, Menstruationsbeschwerden und hormonelle Störungen, besondere Belastung durch Umweltgifte, Toxine und Schadstoffe.

Polaritätstherapiepunkte

Zur Behandlung legt sich der Patient auf den Rücken. Der Heiler legt seine linke Hand auf die Stirn und die rechte auf den Nabel, wie in Abbildung 9B veranschaulicht. Die linke Hand bleibt ruhig, während die rechte im Bereich des Abdomen sanft hin- und herschaukelt. Zunächst mögen sich im Körper Widerstände melden, doch die Schaukelbewegung sollte so lange fortgesetzt werden, bis eine gewisse Bewegungsfreiheit im abdominalen Bereich erzielt ist. Dann werden beide Hände ruhig und still am jeweiligen Auflageort gehalten, bis dort eine gleichmäßige Temperatur zu fühlen ist und die Pulse im Gleichklang pochen.

Meridiane

Lunge (Seite 115), Leber (Seite 117), Gallenblase (Seite 119) und Dickdarm (Seite 121).

Aromatherapie

Kamillenöl (Chamomilla recutita), Immergrün/Wintergrünöl (Gaultheria procumbens). Auftragepunkte sind die Augenbrauen und die Stirnmitte.

Homöopathische Mittel

Stechpalme, Johanniskraut, Weißdorn, Walnuß, Gelbe Weide, Ysop, Heckenrose, Nieswurz, Ignatia, Scharfer Rittersporn, Jasmin, Kamille.

Entsprechungen

Farbe: orange, *Planet:* Mond/Venus, *Vitamin/Mineralstoff:* Vitamin-B-Komplex und Kalzium, *Drüse:* Keimdrüsen, *Edelstein:* Bernstein, *Musikton:* D.

SOLARPLEXUS-CHAKRA

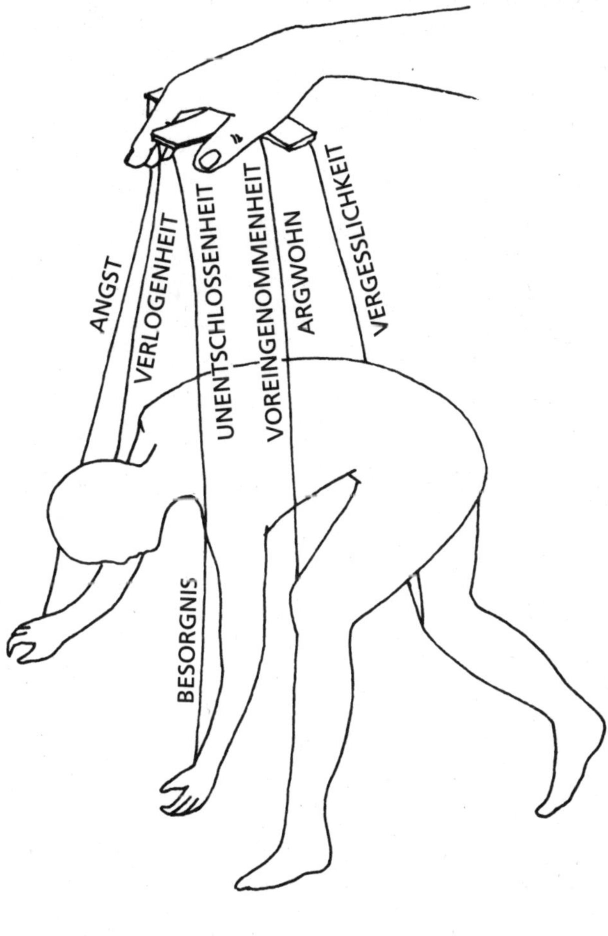

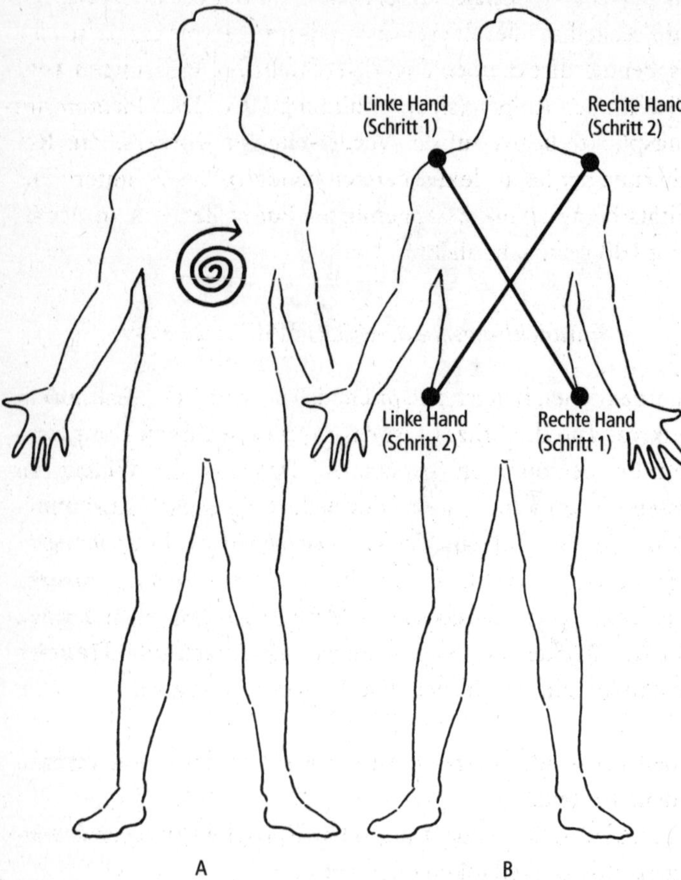

Abbildung 10: Das Solarplexus-Chakra. (A) zeigt die Lage des Chakras und (B) die Harmonisierungspunkte.

Lage

Das Solarplexus-Chakra liegt in der unteren Brustkorbregion. Zur Feststellung des Energiezustands im Solarplexus halten Sie das Pendel direkt über das Zwerchfell, im V-förmigen Feld zwischen den Rippen (siehe Abbildung 10A). Die Harmonisierungspunkte liegen auf der Vorderseite des Körpers. Zur Regulierung der Solarplexusenergien benutzen Sie die unter »Polaritätstherapiepunkte« angeführten Pulsstellen, wie in Abbildung 10B veranschaulicht.

Entwicklungschancen: Der Wille, zu wissen

Im organischen Bereich entspricht das Solarplexus-Chakra dem Pankreas und der Milz. Es ist das psychische Entwicklungszentrum des persönlichen (personalen) Denkens, des Willens, zu wissen und zu lernen, sowie des Bedürfnisses nach Kommunikation. Im Solarplexus-Chakra sammeln sich Erinnerungen, Konflikte und Glaubenssätze, die bei der Ausbildung unserer Intelligenz sowie durch unsere Anstrengungen beim Lernen und Ausdrücken von Vorstellungen, Gedanken und Träumen entstanden sind. Frühe negative Muster in bezug auf

- den Lern- oder Erziehungsprozeß sowie das damit verbundene Umfeld,
- den Status, die Bedeutung oder Wertigkeit unserer Intelligenz, Ideen, Gedanken oder Träume,
- unser Recht, für uns selbst zu denken,
- unsere Art, zu reden oder zu kommunizieren

hinterlassen chronische Eindrücke im Solarplexusbereich und

erzeugen eine negative psychophysische Feedback-Schleife. Das Solarplexus-Chakra kann vorübergehend (also akut) gestört sein aufgrund von verbalen Auseinandersetzungen, individuellem Ringen um Entscheidungen, geistiger Belastung oder Überarbeitung (übermäßiges Lesen, Speichern, »Büffeln« für Prüfungen), Informationsüberladung, Folgezuständen nach Gehirnwäsche durch Propaganda oder mentaler/verbaler Nötigung.

Psychische Erscheinungsbilder

Energetische Disharmonien im Solarplexus können sich in psychischen Zuständen äußern wie: Paranoia, düstere Vorahnungen, Besorgtheit, seelische Angst- oder Erregungszustände, zwanghafte oder aufdringliche Gedanken, Vergeßlichkeit, mangelnde Konzentration, Zerstreutheit, Gedächtnislücken, Unaufmerksamkeit, Selbstzweifel, Unsicherheit, Vorurteile, Befangenheit und Voreingenommenheit, geistige Starre oder Unbeugsamkeit, Verlogenheit.

Physische Erscheinungsbilder

Die mit Solarplexus-Störungen assoziierten Beschwerden melden sich auf körperlicher Ebene in Form von: Störungen des Verdauungstraktes und der Harnwege, Überempfindlichkeit der Nebenhöhlen und allergieähnliche Hypersensibilität, Hauterkrankungen, Störungen im Blutzuckerhaushalt sowie Erkrankungen der Bauchspeicheldrüse.

Polaritätstherapiepunkte

Zur Harmonisierung der Energieströme liegt der Patient auf dem Rücken. Der Heiler steht rechts von ihm, legt seine linke Hand auf die rechte Schulter und die rechte über den Körper hinwegreichend auf die linke Hüfte des Patienten (siehe Abbildung 10B). Die Hand an der Schulter bleibt in ihrer Position unverändert, während der Behandler nun an der linken Hüfte eine leichte Schaukelbewegung beginnt. Zunächst mag der Körper noch Widerstand zeigen, aber das Schaukeln sollte so lange fortgesetzt werden, bis eine gewisse Bewegungsfreiheit in der Hüft- und Beckenregion erzielt ist. Danach werden beide Hände still gehalten, bis eine gleichmäßige Temperatur sowie ein synchrones Pulsen in beiden Punkten erreicht sind. Anschließend wechselt der Heiler zur linken Seite des Körpers und wiederholt die Behandlung dort, wobei er diesmal seine rechte Hand auf die linke Schulter legt, sich über den Körper des Patienten beugt und die linke auf dessen rechte Hüfte plaziert; dann beginnt die Schaukelbewegung und anschließend die Harmonisierung der Pulsstellen.

Meridiane

Nieren (Seite 123), Milz (Seite 125), Blase (Seite 127), Magen (Seite 129).

Aromatherapie

Lavendelöl (Lavendula officinalis), Pfefferminzöl (Mentha piperita). Der Auftragepunkt liegt an der Schädelbasis, unmittelbar oberhalb des Haaransatzes.

Homöopathische Mittel

Rosmarin, Eisenkraut, Anemone, Helmkraut, Walnuß, Kiefer, Königskerze, Stechapfel, Bärlapp, Nachtschatten.

Entsprechungen

Farbe: gelb, *Planet:* Merkur, *Vitamin/Mineralstoff:* Vitamin A und Natrium, *Drüse:* Milz und Bauchspeicheldrüse, *Edelstein:* Jade, *Musikton:* E.

HERZ-CHAKRA

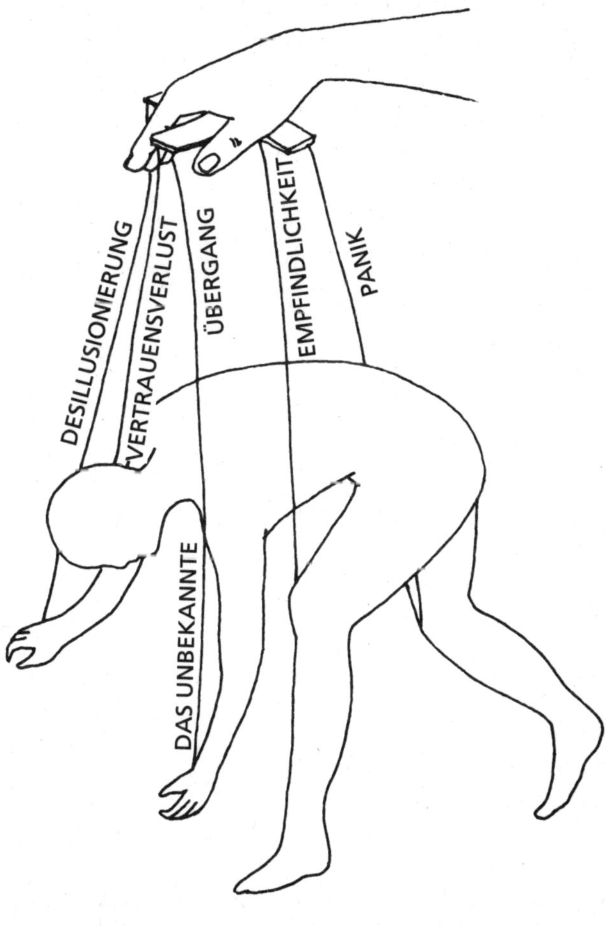
DESILLUSIONIERUNG
VERTRAUENSVERLUST
ÜBERGANG
EMPFINDLICHKEIT
PANIK
DAS UNBEKANNTE

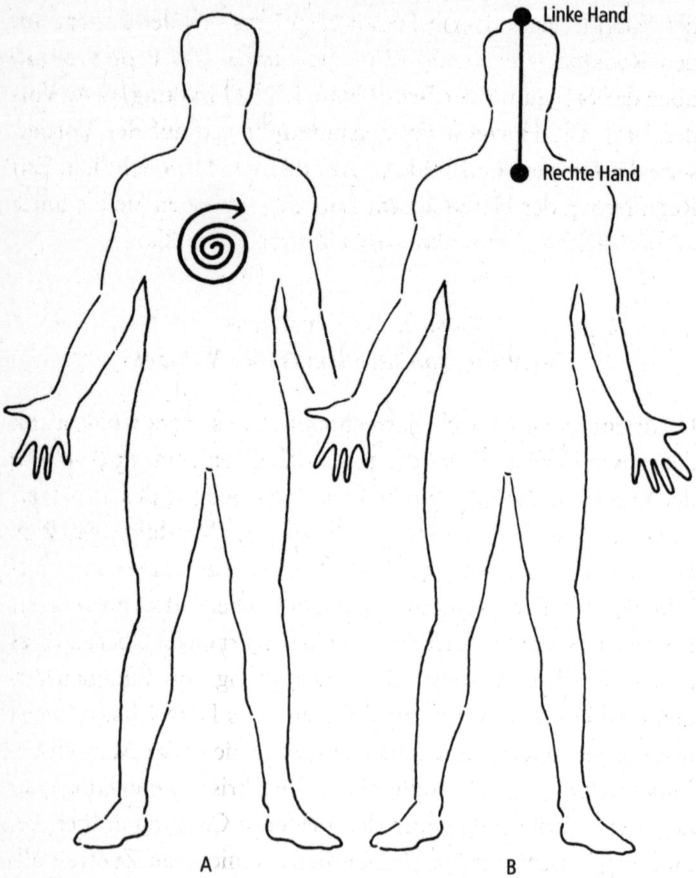

Abbildung 11: Das Herz-Chakra. (A) zeigt die Lage des Chakras und (B) die Harmonisierungspunkte.

Lage

Das Herz-Chakra liegt im oberen Brustkorb. Zur Feststellung des Energiezustandes im Herzbereich legt sich der Patient auf den Rücken, und Sie als Behandler halten das Pendel direkt über das Sternum oder Brustbein (siehe Abbildung 11A, Vorderseite). Die Harmonisierungspunkte liegen auf der Vorderseite des Körpers und sind aus Abbildung 11B ersichtlich. Zur Regulierung der Herz-Chakra-Energien benutzen Sie die unter »Polaritätstherapiepunkte« angeführten Pulsstellen.

Entwicklungschancen: Der Wille zum Idealismus und Wandel

Im organischen Bereich korrespondiert das Herz-Chakra mit der Thymusdrüse. Es ist das psychische Zentrum, in dem sich der Idealismus und das Streben nach Ausweitung des Selbstverständnisses und nach einem individuellen Weltbild entfalten. Dieser Entwicklungsraum umfaßt auch das Bedürfnis zur Ausbildung der Fähigkeit, auf transpersonaler oder universaler Ebene zu lieben. Das Herzzentrum markiert einen Übergang; es ist die Überleitungsstelle zur Umwandlung von Energien aus den niederen Zentren in die höheren. Das Herz-Chakra weist fast nie energetische Störungen auf, es sei denn der Mensch befindet sich in einer tiefgreifenden Lebenskrise. Wenn einige der negativen Verhaftungen mit den niederen Chakren aufbereitet und losgelassen wurden, drehen sich die niederen Zentren allmählich wieder zentrifugal und beständig. Die vermehrte gleichmäßige und rhythmische Energie unterhalb des Herzzentrums versetzt das Herz-Chakra mehr und mehr in Schwingung. Die Energieverlagerung von der personalen zur transpersonalen Ebene bedeutet für gewöhnlich einen bedeutsamen Übergang oder Neubeginn. Wie Ram Dass sagte: »Wenn der Ton an Ihr Ohr dringt, bleibt Ihnen keine andere Wahl. Er donnert regelrecht durch Ihre Brust und Ihr Herz. Ein gewaltiger Energiestoß! Das Herz ist der letzte Überlastungsschutz, und wenn diese Sicherung durchbrennt, sind Sie frei, um die Sendungen des Universums zu empfangen – jener ewig im Äther aktiven Radiostation.«[14] Mit dem Erwachen des Herzzentrums wird der Mensch häufig zum »Pilger«, der umherwandert und von allem, was er kannte und liebte, was ihm vertraut und angenehm war, plötzlich abgeschnitten oder weggerissen ist.

Psychische Erscheinungsbilder

Störungen im Herzchakra können sich in psychischen Krankheitsbildern äußern wie: Verwirrtheit, Krisen, Euphorie, Unkoordiniertheit, extremes Schwanken zwischen Begeisterung und Hoffnungslosigkeit, Verlust- oder Trennungsängste, Abgestumpftheit oder Empfindungslosigkeit, extreme emotionale Sensitivität, Panikzustand.

Physische Erscheinungsbilder

Auf der körperlichen Ebene kann ein Ungleichgewicht im Herzzentrum mit folgenden Beschwerden einhergehen: Erschöpfungszustände, »Überdrehtsein«, Herzklopfen, Herzjagen, Herzrhythmusstörungen, Panikattacken, Hyperventilation, Hitzewallungen.

---

[14] Ram Dass, *The Seed* (Albuquerque, NM: Lama Foundation, 1974), Seite 138.

Polaritätstherapiepunkte

Zur Harmonisierung der Energieströme nimmt der Patient die Rückenlage ein. Der Heiler legt seine linke Hand oben auf den Kopf und die rechte unmittelbar oberhalb des Herz- oder Brustbeinbereichs auf (siehe Abbildung 11B). Die Hände bleiben ruhig und unverändert an Ort und Stelle, um dort das energetische Pulsen und die Temperatur zu fühlen. Sie werden so lange in der Position belassen, bis die Temperatur an beiden Stellen gleichmäßig ist und das energetische Pulsen synchron läuft.

Meridiane

Bei Störungen im Herz-Chakra sind *alle* Meridiane zu prüfen.

Aromatherapie

Jasminöl (Jasminum officinalis), Wacholderöl (Juniperus communis), Ysop (Hyssopus officinalis). Der Auftragepunkt ist die Herzregion, unmittelbar über dem Brustbein.

Homöopathische Mittel

Weißdorn, Schwarzwurz, Nieswurz, Walnuß, Ysop, Johanniskraut, Eisenkraut, Ignatia, Gemswurz.

Entsprechungen

Farbe: grün, *Planet:* Jupiter, *Vitamin/Mineralstoff:* Vitamin C und Kalium, *Drüse:* Thymus, *Edelstein:* Türkis, *Musikton:* F.

HALS-CHAKRA

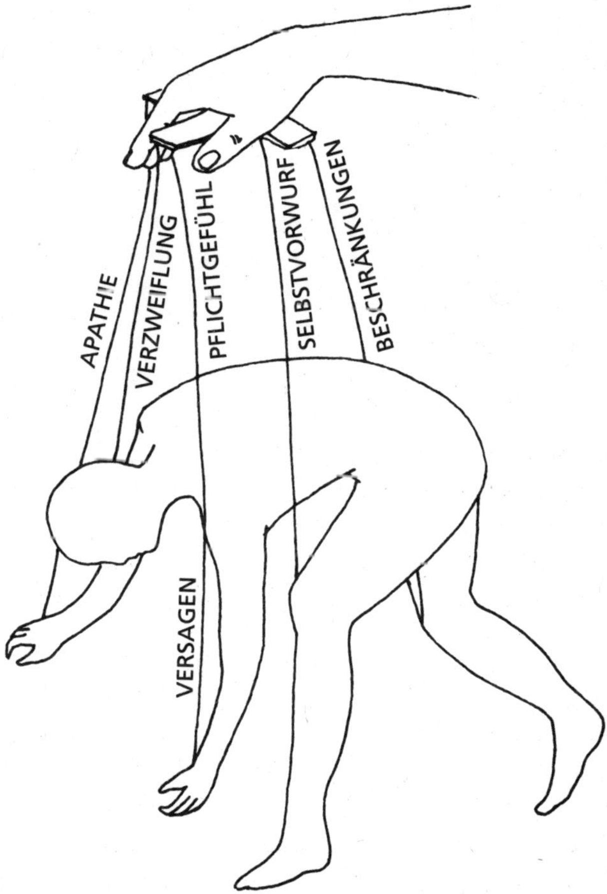
APATHIE
VERZWEIFLUNG
PFLICHTGEFÜHL
SELBSTVORWURF
BESCHRÄNKUNGEN
VERSAGEN

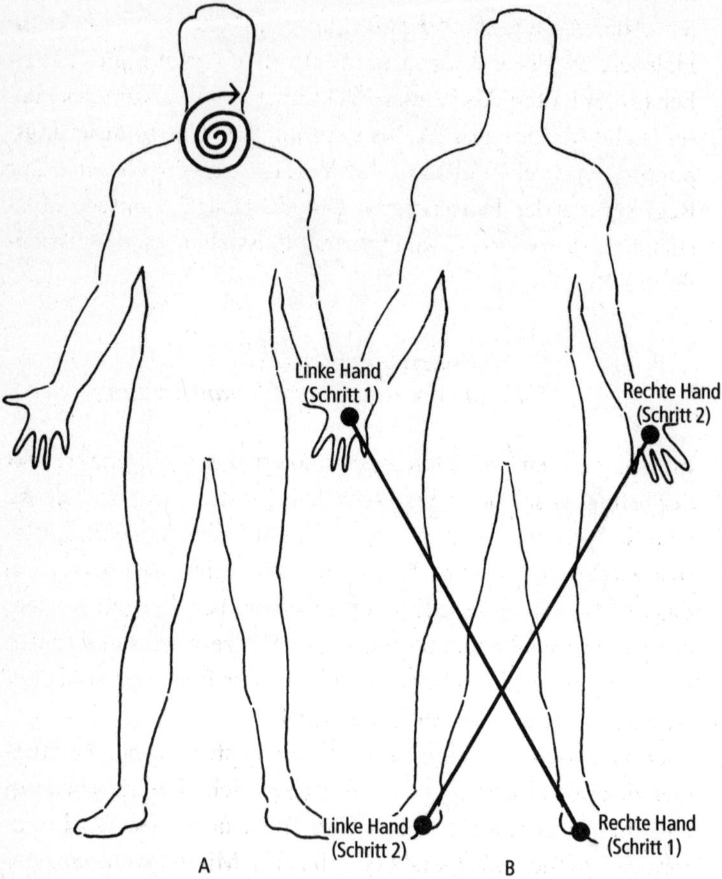

***Abbildung 12:** Das Hals-Chakra. (A) zeigt die Lage des Chakras und (B) die Harmonisierungspunkte.*

Lage

Das Hals-Chakra liegt in der Halsmitte unweit des sogenannten Adamsapfels. Zur Feststellung des Energiezustands im Halsbereich legt sich der Patient auf den Rücken, und Sie als Behandler halten das Pendel direkt über das Zentrum des Halses (siehe Abbildung 12A, Vorderseite). Die Harmonisierungspunkte liegen ebenfalls auf der Vorderseite des Körpers. Zur Regulierung der Halsenergien benutzen Sie die unter »Polaritätstherapiepunkte« angeführten Pulsstellen gemäß Abbildung 12B.

Entwicklungschancen: Der Wille zur Kreativität und Verantwortung

Im organischen Bereich korrespondiert das Hals-Chakra mit der Schilddrüse. Es ist das psychische Zentrum zur Entfaltung einer kreativen Lebensphilosophie, von Selbstdisziplin, Initiative und Verantwortung. In diesem Entwicklungsraum ist auch das Bestreben angesiedelt, signifikante Beiträge zu leisten, ebenso wie das Bedürfnis, eigene, originäre Ausdrucksformen von Werten zu entwickeln, die jenseits der Ebene persönlicher Anerkennung und Befriedigung liegen.

Das Halszentrum birgt die große Herausforderung, die Energien des Sakral-Chakras auf eine höhere Schwingungsebene zu lenken; die personale Arbeit und Ausdrucksform wird zum transpersonalen Werk und Schöpfertum. Mit der Resonanz des Hals-Chakras entwickelt sich im Laufe der Zeit eine dauerhafte Verbindung zwischen dem physischen Körper und dem feinstofflichen Ka-Körper des Bewußtseins. Das Halszentrum ist das Chakra des »Wortes«, die kreative Schwingungskraft, die Inhalte bindet und formt. Die Herausforderung des Halszentrums besteht darin, die Beziehung zwischen Gedanke und Form, zwischen Geist und Materie, zu meistern und die Verantwortung für die Denkinhalte ebenso wie für die Manifestation des Geistes zu übernehmen. Gehen Sie einem Ungleichgewicht im Halszentrum im Sakral-Chakra nach, um die Quelle der Probleme zu finden, die der Funktion und Entwicklung des Hals-Chakras im Wege stehen.

Psychische Erscheinungsbilder

Störungen im Halszentrum können sich folgendermaßen äußern: durch kreative Blockaden wie Schreibblockaden, Erfolgs- oder Versagensängste, fehlende kreative Zielvorstellungen oder mangelnde Konzentration, Verzettelung der kreativen Kräfte, Selbstvorwürfe, Frustration und Selbstdruck, Angst vor der kreativen Energie oder dem kreativen Potential, Angst vor Manipulation oder Mißbrauch des kreativen Willens, mangelndes Vertrauen in die eigene Visions- und Vorstellungskraft, unterdrückten oder verborgenen Kummer.

Physische Erscheinungsbilder

Disharmonien im Halszentrum können sich auf körperlicher Ebene in folgenden Beschwerden manifestieren: eine verminderte Reaktion des Immunsystems, bakterielle oder virale Infektionen beziehungsweise eine Anfälligkeit für solche Krankheiten, Erkältungen, Influenza, Herpes und ähnliches.

Polaritätstherapiepunkte

Zur Harmonisierung der Energieströme liegt der Patient auf dem Rücken. Der Heiler steht rechts von ihm (vom Patienten aus gesehen) und legt seine linke Handinnenfläche auf die rechte Handinnenfläche des Patienten. Dann reicht der Heiler über den Patienten hinweg und legt seine rechte Hand auf dessen linke Fußsohle, wobei die Handinnenfläche die Fußsohle berührt. Diese Pulspunkte werden so lange ruhig und unverändert gehalten, bis eine gleichmäßige Temperatur und ein ausgewogener, synchroner Puls gefühlt wird. Der Heiler geht dann auf die linke Seite des Patienten und wiederholt das Balancing; dabei legt er seine rechte Hand auf die linke des Patienten, reicht über den Körper, um seine linke Hand auf die rechte Fußsohle zu plazieren (siehe Abbildung 12B).

Meridiane

Überprüfen Sie folgende Meridiane: Herz (Seite 107), Blutkreislauf (Seite 109), Dreifacher Erwärmer (Seite 111) und Dünndarm (Seite 113).

Aromatherapie

Eukalyptusöl (Eucalyptus globulus), Kampferöl (Cinnamomum camphora), Sassafrasöl (Sassafras albidum). Der Auftragepunkt liegt an den Schläfen, also jeweils seitlich der Stirn.

Homöopathische Mittel

Wilder Hafer, Ignatia, Holzapfel, Giftsumach, Anemone, Bärlapp.

Entsprechungen

Farbe: blau, *Planet:* Saturn, *Vitamin/Mineralstoff:* Vitamin K und Jod, *Drüse:* Schilddrüse, *Edelstein:* Obsidian, *Musikton:* G.

STIRN-CHAKRA

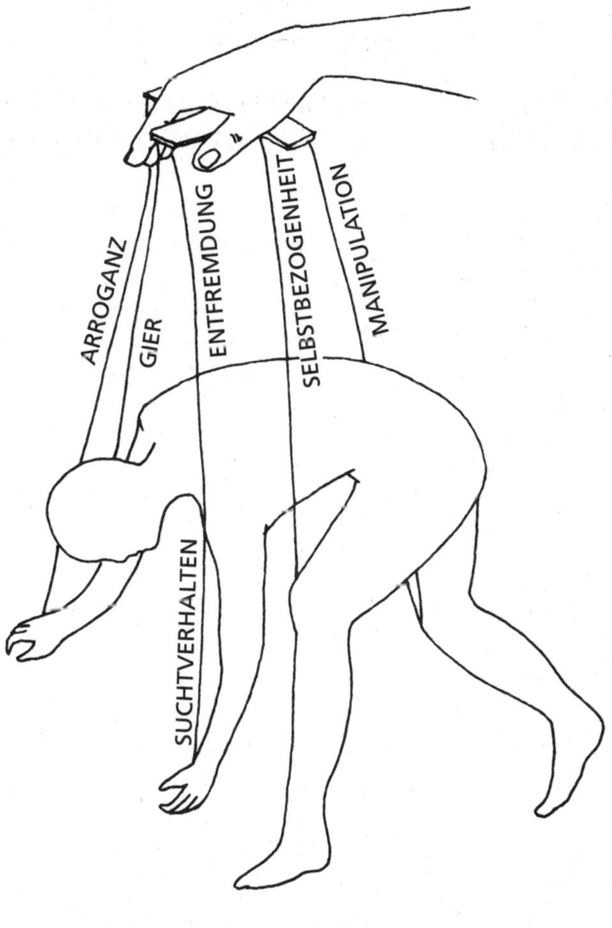

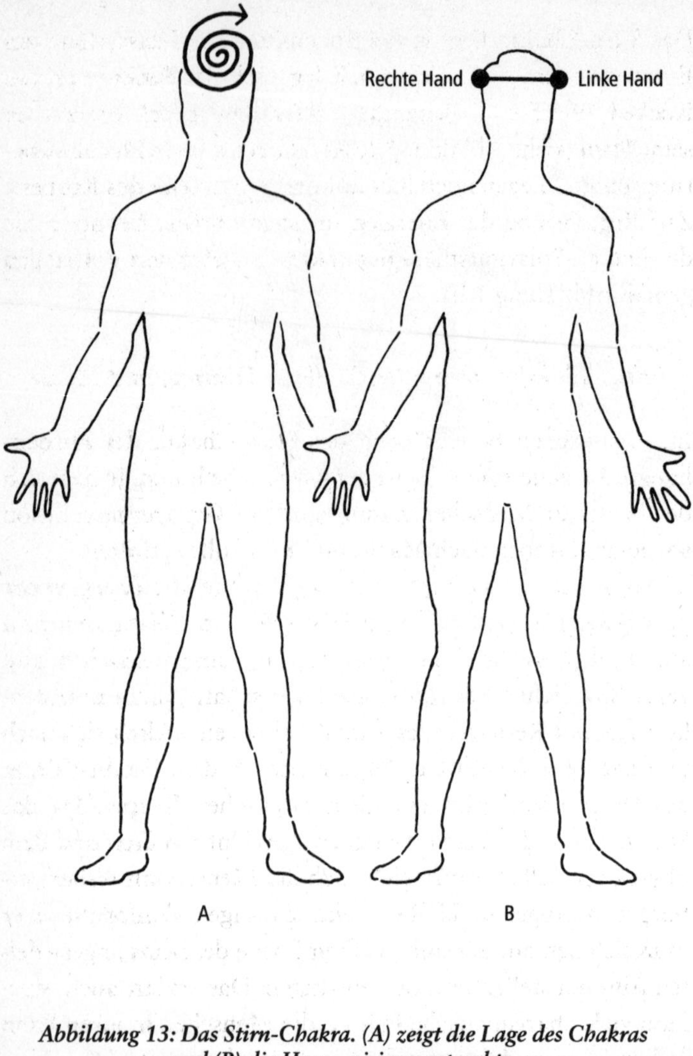

Abbildung 13: Das Stirn-Chakra. (A) zeigt die Lage des Chakras und (B) die Harmonisierungspunkte.

Lage

Das Stirn-Chakra liegt in der Stirnmitte. Zur Feststellung des Energiezustands im Stirnbereich legt sich der Patient auf den Rücken, und Sie als Behandler halten das Pendel direkt über seine Stirn (siehe Abbildung 13A). Die relevanten Harmonisierungspunkte liegen auch hier auf der Vorderseite des Körpers. Zur Regulierung der Energien im Stirnzentrum benutzen Sie die unter »Polaritätstherapiepunkte« angeführten Pulsstellen gemäß Abbildung 13B.

Entwicklungschancen: Der Wille zu Führung und Macht

Im organischen Bereich wird das Stirn-Chakra der Hirnanhangdrüse zugeordnet. Es ist der psychische Raum, in dem sich der Wille zur Menschenführung und zur Gruppenintegration sowie das Streben nach Macht und Kontrolle entfalten.

Das Stirnzentrum birgt die große Chance, die Energien der personalen Anziehungs- und Wunschkräfte (Nabelzentrum) auf die höhere Schwingungsebene der charismatischen und verantwortlichen Führer- sowie Patenschaft (Stirn) umzulenken. Mit der Resonanz des Stirn-Chakras entwickelt sich nach und nach ein dauerhaftes Band zwischen dem Haidit-Körper des Unterbewußtseins und dem physischen Körper. Da das Stirnzentrum den Kanal zwischen dem Unbewußten und dem physischen Selbst öffnet, sieht sich der Mensch mit bisher verborgenen Ängsten, Phobien und Zwängen konfrontiert; er muß sich den auf der unbewußten Ebene des Seins angesiedelten Ängsten stellen und sie bewältigen. Das erklärt auch, weshalb viele charismatische Führer, die Menschen in ihren Bann ziehen (aufgrund der transformierten und neuerstarkten Energien des Nabelzentrums), ein Kanal für destruktives Handeln werden und andere über Macht, Gefühl, Geld oder Sex manipulieren. Sie nutzen die anziehende Kraft des erwachten Stirn-Chakras, lassen aber ihre Ablagerungen des Unbewußten ungeklärt und ungereinigt; das Ergebnis ist ihr entwürdigender Mißbrauch ihrer Anziehungskräfte. Gehen Sie dem energetischen Ungleichgewicht des Stirnzentrums bis zur niederen Energie-Ebene des Nabelzentrums nach, um die Probleme aufzudecken, die der Funktion und Entwicklung des Stirnzentrums im Wege stehen.

Psychische Erscheinungsbilder

Energetische Störungen im Stirnchakra können sich in folgenden psychischen Erscheinungsbildern ausdrücken: Überheblichkeit, Entfremdung, Manipulation, Arroganz, Reserviertheit, Machtgefühle, Unbesiegbarkeit, Größenwahn, Gelüste, Ungezügeltheit, Substanzmißbrauch, Sucht, Abhängigkeit, Selbstbezogenheit, Gier, Verfolgungswahn, Groll.

Physische Erscheinungsbilder

Auf körperlicher Ebene manifestieren sich Störungen im Stirnzentrum durch: Substanzmißbrauch, Abhängigkeit, heftiges Verlangen (nach Essen, Alkohol, usw.).

Polaritätstherapiepunkte

Zur Harmonisierung der Energieströme liegt der Patient auf dem Rücken oder sitzt auf einem Stuhl. Der Heiler steht am Kopf (bei Rückenlage) beziehungsweise hinter dem Patienten (bei Sitzposition) und legt seine linke Hand auf die linke Schläfe und die rechte auf die rechte Schläfe, wie auf Abbildung 13B veranschaulicht. Zum Puls- und Temperaturfühlen werden beide Hände so lange ruhig und unverändert an Ort und Stelle gehalten, bis eine gleichmäßige Temperatur und ein ausgewogenes, synchrones Klopfen an beiden Stellen wahrgenommen wird.

Meridiane

Überprüfen Sie auf der niedrigeren Schwingungsebene die Nabelmeridiane: Leber (Seite 117), Gallenblase (Seite 119), Lunge (Seite 115) und Dickdarm (Seite 121).

Aromatherapie

Sandelholzöl (Santalum album), Zedernöl (Cedrus atlantica). Der Auftragepunkt liegt an den Schläfen, also an der linken und rechten Stirnseite.

Homöopathische Mittel

Johanniskraut, Schafgarbe, Gelbe Weide, Scharfer Rittersporn, Stechpalme, Kamille, Eisenkraut, Königskerze, Helmkraut, Giftsumach, Holzapfel.

Entsprechungen

Farbe: indigo, *Planet:* Uranus, *Vitamin/Mineralstoff:* Vitamin-B-Komplex und Magnesium, *Drüse:* Hirnanhangdrüse, *Edelstein:* Aquamarin, *Musikton:* A.

KRONEN-CHAKRA

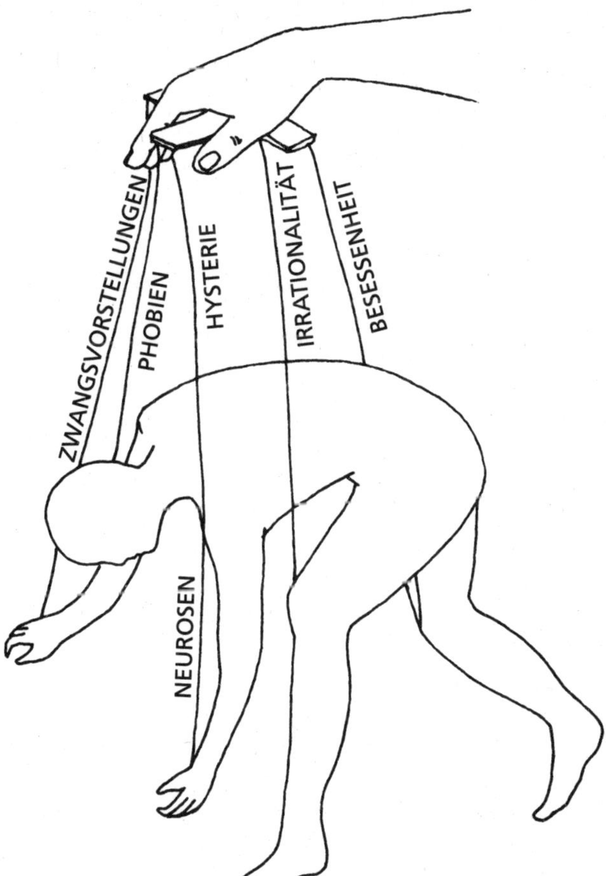

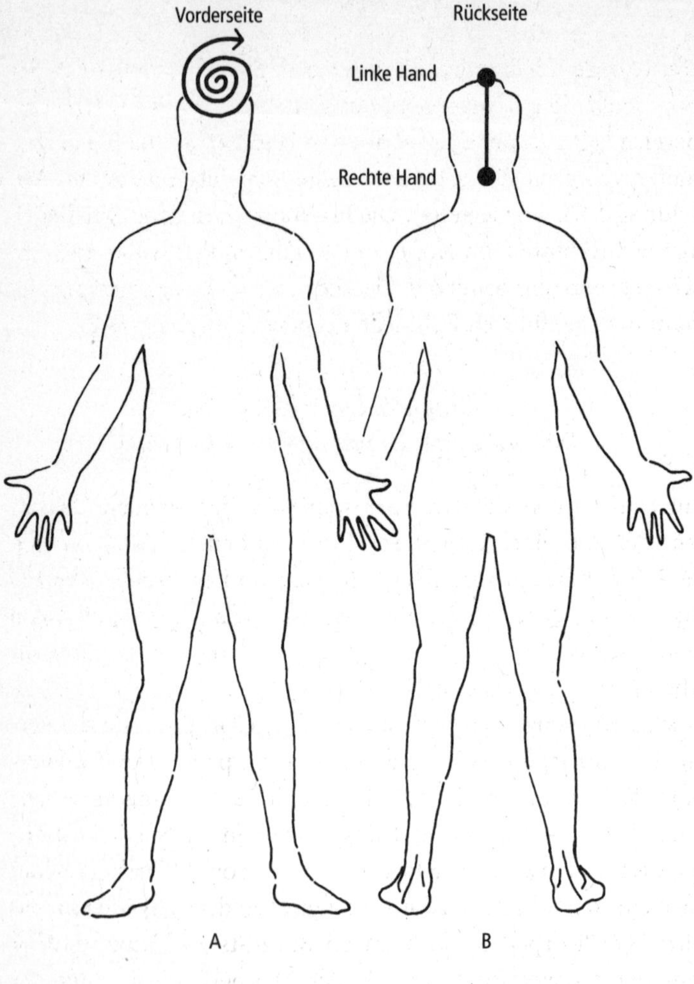

Abbildung 14: Das Kronen-Chakra. (A) zeigt die Lage des Chakras und (B) die Harmonisierungspunkte.

Lage

Das Kronen-Chakra liegt am Scheitel des Kopfes, im Bereich der Fontanelle. Zur Feststellung des Energiezustands im Kronenbereich legt sich der Patient auf den Rücken. Sie als Behandler halten das Pendel direkt über seine Scheitelkrone (siehe Abbildung 14A, Vorderseite). Die Harmonisierungspunkte liegen vorne und hinten am Kopf. Zur Regulierung der Energien im Kronenzentrum benutzen Sie die unter »Polaritätstherapiepunkte« angeführten Pulsstellen gemäß Abbildung 14B.

Entwicklungschancen: Der Wille zum Dienst und zur Intuition

Im organischen Bereich korrespondiert das Kronen-Chakra mit der Zirbeldrüse. Auf psychischer Ebene entwickeln sich hier der Wille zur intuitiven Fähigkeit und essentiellen Erfahrung und Selbstverwirklichung sowie das Bedürfnis nach einem transzendenten Vereinigungsgefühl oder einer persönlichen Erfahrung des Göttlichen.

Das Kronenzentrum birgt die Herausforderung, die Energien des Solarplexus-Chakras, also die des personalen Denkens und Kommunizierens, auf diese höhere Schwingungsebene umzulenken – auf die des transpersonalen Geistes (Intuition) und Kanalseins. Mit der Resonanz des Kronen-Chakras bildet sich eine dauerhafte Verbindung zwischen dem physischen und dem Khu-Körper des kollektiven Bewußtseins. Khu residiert auf der archetypischen Ebene der Tempelschulen unter der Führung des höchsten Lehrers. Die Herausforderung des schwingenden Kronenzentrums liegt darin, verantwortungsvoller Kanal zu sein und eine bewußte Übereinstimmung mit dem höheren Selbst einzugehen. Das erwachte Kronen-Chakra läßt den Menschen »in der Welt, doch nicht von ihr« sein; er kann als Zugang für Anmut, Heilung und spirituelle Kraft in der physischen Welt dienen. Gehen Sie energetischen Ungleichgewichten im Kronenzentrum auf der niederen Schwingungsebene im Solarplexusbereich nach, um die Ursachen zu finden, die die Funktion und Entwicklung des Kronenzentrums stören oder behindern.

Psychische Erscheinungsbilder

Energetische Disharmonien im Kronenzentrum können sich in folgenden psychischen Erscheinungsbildern äußern: Anfälligkeit für psychisch-geistige Gestörtheit, Gefühle von »Besessenheit« oder »parapsychischen Übergriffen«, Verwirrtheit, extreme Empfindsamkeit, Anfälligkeit für negative Gedankenformen, Phobien, Paranoia, Hysterie, Zwangsvorstellungen, pathologische Depressionen, Furcht vor Wahnsinn und Irrationalität.

Physische Erscheinungsbilder

Auf körperlicher Ebene äußern sich energetische Störungen im Kronenchakra durch: Erkrankungen des Nervensystems, Schlaflosigkeit, Nervenentzündungen, Kopfschmerzen, hysterische Anfälle, Rastlosigkeit, sensorische Ausfälle und Funktionsstörungen wie Gehörverlust, Grauer Star, Stottern und nachlassende Sehkraft.

Polaritätstherapiepunkte

Zur Harmonisierung der Energieströme liegt der Patient entweder auf dem Bauch oder sitzt auf einem Stuhl. Der Heiler legt seine linke Hand direkt auf den Scheitel und die rechte auf die Schädelbasis am Haaransatz, wie auf Abbildung 14B veranschaulicht. Beide Hände werden ruhig und unverändert an Ort und Stelle gehalten, bis die Temperatur an beiden Stellen gleichmäßig ist und die Pulse im Gleichklang pochen.

Meridiane

Überprüfen Sie die Solarplexusmeridiane: Nieren (Seite 123), Blase (Seite 127), Milz (Seite 125) und Magen (Seite 129).

Aromatherapie

Rosenöl (Rosa centifolia), Geranienöl (Pelargonium odorantis). Der Auftragepunkt ist die Fontanelle oben auf dem Kopf.

Homöopathische Mittel

Schafgarbe, Molakkanuß, Johanniskraut, Lebensbaum, Anemone, Bärlapp.

Entsprechungen

Farbe: violett, *Planet:* Neptun, *Vitamin/Mineralstoff:* Vitamin D und Lithium, *Drüse:* Zirbeldrüse, *Edelstein:* Amethyst, *Musikton:* B.

[illegible]

[illegible]

[illegible]

Kapitel Drei

Mit den Meridianen arbeiten

Die Meridiantherapie zielt im wesentlichen auf eine direkte Beeinflussung des Energieniveaus einer Leitbahn und wirkt dabei auf die von dem betreffenden Meridian versorgten Muskeln und Gewebe. Die Behandlung führt entweder zu einer energetischen Sedierung (Beruhigung) oder Tonisierung (Stärkung) der Meridianenergien. Diese Effekte lassen sich mit verschiedenen Techniken erzielen. Die Meridiantherapie wird zwar gewöhnlich als eine fernöstliche Heilweise angesehen, doch inzwischen arbeiten Menschen nahezu überall auf der Welt in der einen oder anderen Form mit diesen Energieströmen oder -zentren.

Voraussetzung für eine Regulierung von Energien ist die Bewertung des energetischen Zustands der jeweiligen Leitbahn. Wie läßt sich feststellen, ob zuviel oder zuwenig Energie in einem bestimmten Kreislauf zirkuliert? Es gibt eine Methode der Meridiandiagnose, bei der Spannungszustand und Beanspruchung der Muskeln untersucht werden. Da jede Leitbahn mindestens einen Körpermuskel ansteuert und versorgt, läßt dessen Kondition Rückschlüsse auf den Zustand des Meridians selbst zu. Muskelschmerzen, -verspannungen und -verkürzungen, soweit sie nicht direkt aus Verletzungen oder traumatischen Erlebnissen herrühren, sind klare Symptome dafür, daß der entsprechende Meridian überlastet und blockiert ist; mit anderen Worten: Er »läuft über« von elektromagnetischer Energie.

Andererseits deuten Muskelschwäche und -ermüdung darauf hin, daß die polaren Kräfte in dem betreffenden Meridiankreislauf nicht mehr ausreichen oder geschwächt sind. Der korrespondierende Meridian ist energetisch erschöpft und bekommt nicht genügend elektromagnetische Energie zugeführt.

Muskelstörungen lassen sich auf verschiedene Art und Weise feststellen. Es sind keine speziellen Fachkenntnisse gefragt, um Muskelschmerzen und -verspannungen zu lokalisieren. Denn wir alle merken, wo es weh tut, wo es schmerzt oder verspannt ist. Die Symptome einer Muskelschwäche sind dagegen ein klein wenig subtiler. Körperliche Aktivität zeigt solche Schwächen an und macht uns auf sie aufmerksam. Vielleicht fällt uns beim Einräumen der gekauften Lebensmittel auf, daß die Arme durch das wiederholte Hochheben in den Schrank nach dem Leeren der dritten Tüte allmählich müde und zittrig werden. Das Problem bei der Aktivität als Indikator muskulärer Schwäche besteht allerdings darin, daß die Beeinträchtigung nach Beendigung der Tätigkeit leicht in Vergessenheit gerät und wir erst wieder daran denken, wenn bei nächster Gelegenheit erneut Schwächesymptome oder Ermüdungserscheinungen auftreten. Die sorgfältige Beobachtung und Beurteilung von Körperhaltungen ist daher eine weitaus bessere und sicherere Methode zur Identifikation von Muskelschwächen.

Der menschliche Körper ist in der Balance, solange er korrekt ausgerichtet ist und keine Anzeichen für ein unnatürliches Maß an Streß oder Verspannung aufweist. Die Schultern sind gerade, der Kopf ist ausbalanciert, das Gewicht wird über die zentrale Achse des Beckens getragen und gleichmäßig auf beide Füße verteilt. Wer den Körper in seiner gewöhnlichen Haltung beobachtet, erhält wichtige Hinweise auf strukturelle Verspannungen und Schwächen. Eine gute Haltungsdiagnose (und die entsprechend wirksame Behandlung) ist aber keine Glückssache oder Frage des »zufälligen Bemerkens«, sondern das Ergebnis sorgfältiger Aufmerksamkeit und Wahrnehmung. Lernen Sie also, genau und mit Bedacht hinzuschauen. Achten Sie auf die Neigung des Kopfes, die Symmetrie der Schultern und die Art, zu gehen. Drehen sich die Hände, Füße und Beine jeweils im gleichen Winkel von der Mittellinie des Körpers ausgehend? Schauen Sie sich den Verlauf der Wirbelsäule genau an und so weiter. Jeder geschwächte Meridian geht mit einem Muskel- beziehungsweise Haltungsbild einher. Haltungsanomalien sind bei den einzelnen Meridianübersichten und in der Tabelle 2 auf Seite 92 beschrieben. Die Haltung gibt Aufschluß über geschwächte Meridiane und Muskelstränge sowie über Störungen im korrespondierenden Chakra. Doch zu allererst müssen Sie lernen, gründlich und sorgfältig zu beobachten, damit Sie solche Informationen auch effektiv und erfolgreich nutzen können.

Die Identifikation vorherrschender emotionaler Muster bietet eine weitere Möglichkeit, energetische Störungen in den Meridianen festzustellen. Emotionen wirken auf die Polarität im Körper, denn sie verändern indirekt das ionische Feld der Zellen und Gewebe. So überladen beispielsweise die bei Aufgewühltheit und Betriebsamkeit entstehenden Yang-Emotionen das Körpergewebe mit positiver, also mit yang-betonter Energie. Dadurch werden die positiven Polaritätskreise überstimuliert und die negativen erschöpft. Die für Rückzug und Furcht repräsentativen Yin-Emotionen dagegen überladen die negati-

Tabelle 2: Haltungsanomalien und energetische Störungen

Posturale Bilder (Fehlhaltungen/-stellungen)	**Energetische Störungen**	
	Meridian	**Chakra**
Schiefhals, Kopf nicht in der Symmetrie	Magen	Solarplexus
Kopf nach vorne gereckt	Nieren	Solarplexus
S-förmiger Nacken (Schwanenhals)	Magen	Solarplexus
Schulterhochstand	Milz	Solarplexus
Vorstehendes Schulterblatt	Lunge	Nabel
Arme/Schultern drehen asymmetrisch	Leber	Nabel
Hände drehen asymmetrisch	Dreifacher Erwärmer	Sakral
Runder/eingesunkener Brustkorb	Leber	Nabel
Vorgewölbter Bauch	Dünndarm	Sakral
Überbetonte Lumbalkurve (Hohlrundrücken)	Dünndarm	Sakral
Abgeflachte Lumbalkurve (Flachrücken)	Nieren	Solarplexus
Seitliche Rückgratverkrümmung (Skoliose)	Dickdarm	Nabel
Rundrücken	Blase	Solarplexus
Hoher Hüftstand	Kreislauf	Sakral
Becken verdreht, gekippt	Kreislauf	Sakral
Gesäßfalte asymmetrisch	Kreislauf	Sakral
Oberschenkel auswärts gedreht	Dickdarm	Nabel
X-Beine	Dreifacher Erwärmer	Sakral
Fußknöchel einwärts gedreht	Blutkreislauf	Sakral
Einwärts gerichtete Fußspitzen	Blase	Solarplexus
Auswärts gerichtete Fußspitzen (Entenfüße)	Gallenblase	Nabel
Probleme beim Treppensteigen	Dünndarm	Sakral
Probleme beim Aufstehen aus der Sitzposition	Dünndarm	Sakral
Mangelnde Balance auf den Zehenspitzen	Dreifacher Erwärmer	Sakral
Senkfuß, fehlende Mittelfußwölbung	Blase	Solarplexus
Körper vornüber geneigt/nach vorne gekippt	Dreifacher Erwärmer	Sakral

ven und erschöpfen die positiven Polaritätskreisläufe. Sobald das vorherrschende emotionale Muster festgestellt ist, läßt sich eine Aussage darüber treffen, welcher Polaritätswert überbetont ist und welche Meridiankreise dementsprechend überstimuliert oder erschöpft sind. Nach zwölfjähriger sorgfältiger Beobachtung, Forschung und Aufzeichnung von Daten im Rahmen meiner Beratungstätigkeit und praktischen Körperarbeit habe ich spezieller definiert, wie sich Emotionen und Konflikte auf bestimmte Meridiane und Muskeln auswirken. Ich fand, daß Meridianstörungen häufig mit emotionalen Bildern oder Profilen sowie entsprechender Haltung einhergehen. Das emotionale Profil zeigt die Art des Konflikts, der die Körperpolarität in Unordnung bringt und Störungen im Verlauf eines bestimmten Meridians verstärkt oder neu aufleben läßt. Wird bei der Muskel- und Haltungsdiagnose ein beeinträchtigter Meridian entdeckt, sollten Sie überprüfen, ob das Problem dieser Leitbahn einen emotionalen Hintergrund hat, der die Polaritätsstörung verursacht oder diese immer wieder aufs neue aufleben läßt. Wenn das der Fall sein sollte, können geeignete Beratungen, schwingungstherapeutische Maßnahmen oder homöopathische Mittel eingesetzt werden, um bei der Auflösung des emotionalen Musters zu helfen und das Gleichgewicht wiederherzustellen.

Der Sheng-Zyklus

Die Meridiane im Organismus ähneln einem Fluß, der jeweils in einen anderen hineinfließt. Ist ein Teil des Flusses angeschwollen und durch Treibholz blockiert, wird die Wassermenge stromabwärts zum Rinnsal versiegen. Die Körpermeridiane ar-

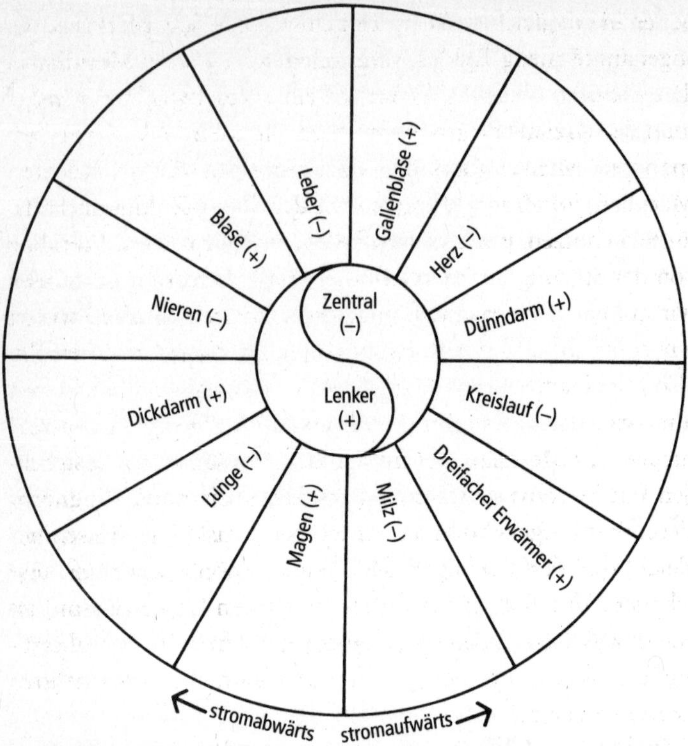

Abbildung 15: Der Sheng-Zyklus oder chinesische Schöpferzyklus veranschaulicht, wie die Organmeridiane im Uhrzeigersinn ineinander überfließen. Die organspezifischen Kreisläufe gehen auch von den Speichergefäßen – dem Zentral- und dem Lenkermeridian in der Mitte des Rades – ab und fließen wieder in sie hinein. Wird eine Meridianstörung festgestellt und lokalisiert, läßt sich mit Hilfe des Sheng-Zyklus herausfinden, welcher weitere Meridian gleichermaßen energetisch betroffen sein könnte. Ein überfüllter Meridian schwächt den im Uhrzeigersinn angrenzenden (stromabwärts liegenden) Kreis. Wenn hingegen ein geschwächter Meridian diagnostiziert wird, ist der gegen den Uhrzeigersinn angrenzende (stromaufwärts liegende) Meridian überstimuliert. Die Polarität jeder einzelnen organ- und funktionsspezifischen Leitbahn ist mit (-), also negativ oder Yin, beziehungsweise (+) also positiv oder Yang, vermerkt.

beiten in der gleichen Weise. Der chinesische Schöpferkreis, der sogenannte Sheng-Zyklus, veranschaulicht, wie ein Meridian in den nächsten übergeht. Wenn wir einen geschwächten Muskel (und den dazugehörigen erschöpften Meridian) oder einen verspannten Muskel (und den dazugehörigen überstimulierten Meridian) lokalisieren, können wir den Sheng-Zyklus als Hilfsmittel benutzen, um herauszufinden, welcher weitere Meridian von der Störung im Energiefluß ebenfalls betroffen ist. Stoßen wir auf einen verspannten und schmerzhaften Muskel, wissen wir sogleich, daß der korrespondierende Meridian überfüllt, also mit einem Überschuß an Energie versorgt ist. Wir schauen nur »stromabwärts« (im Uhrzeigersinn) im Sheng-Zyklus und suchen den Meridian, der infolge des stromaufwärts bestehenden Energiestaus schwach und erschöpft sein muß. Diagnostizieren wir umgekehrt einen schwachen Muskel, so wissen wir gleich, daß der assoziierte Meridian erschöpft sein muß, und schauen dann »stromaufwärts« (gegen den Uhrzeigersinn) im Sheng-Zyklus, um den Meridian zu identifizieren, der überstimuliert ist und die Energie davon abhält, den ausgezehrten Kreislauf zu erreichen.

Der Sheng-Zyklus gibt also Aufschluß darüber, wie und wo die Meridianenergien harmonisiert und reguliert werden müssen, wenn ein Ungleichgewicht festgestellt worden ist. Fällt uns beispielsweise auf, daß die Nackenmuskeln verspannt und steif sind und Schmerzen verursachen, wissen wir, daß ihr unterstützender Meridian – der Magenmeridian – überfüllt und überstimuliert ist. Wir schauen im Sheng-Zyklus stromabwärts, um die Leitbahn zu finden, die folglich leer und erschöpft sein muß, und finden den Lungenmeridian, dem die rechte Energiezufuhr versagt bleibt, solange der Magenmeridian überstimuliert ist. Unser Balancing muß sich mithin auf beide Kreisläufe konzentrieren: Wir beruhigen den überstimulierten Magenmeridian ebenso, wie wir den geschwächten Lungenkreislauf und die assoziierten Gewebe anregen.

Im Prinzip lassen sich mit der Meridiantherapie zwei Dinge erreichen: Die in einer Leitbahn fließende Energie wird entweder sediert (beruhigt), das heißt, Überschüsse werden weggeleitet, oder aber sie wird tonisiert (angeregt), das heißt, es wird mehr Energie zugeführt. Zur Regulierung der Meridianenergien gibt es verschiedene Methoden:

- die Myotherapie (Muskelmassage)
- die Akupressur (punktuelle Druckausübung)
- das Streichen der Meridianverlaufslinien.[15]

Bei der Sedierung und Lockerung eines Muskels wird elektrische Energie aus dem zugehörigen Meridiankreis weggeleitet. Wenn wir hingegen einen Muskel tonisieren und zur Kontraktion bringen, wird dem muskelspezifischen Meridian mehr Energie zugeführt. Verändert sich der Energiezustand in einem Muskel, so ändert sich auch der energetische Status im entsprechenden Meridian. Die Skelettmuskeln erzeugen Bewegung, indem sie Kraft auf die Sehnen übertragen, die ihrerseits einen Zug auf die Knochen ausüben. Der Anbindungspunkt des Muskels beziehungsweise der Muskelsehne an den unbeweglichen Knochen wird Muskelursprung genannt. Die Anbindung des anderen Muskel- oder Sehnenendes an die beweglichen Knochen heißt Muskelansatz. Der dicke, fleischige Mittelteil zwischen Ursprung und Ansatz heißt Muskelbauch oder

[15] Eine umfassende Beschreibung der Meridianverläufe und -richtungen, Myotherapie und Meridiantherapie bietet *Touch for Health* von John Thie (Marina del Rey, CA: De Vorss, 1979).

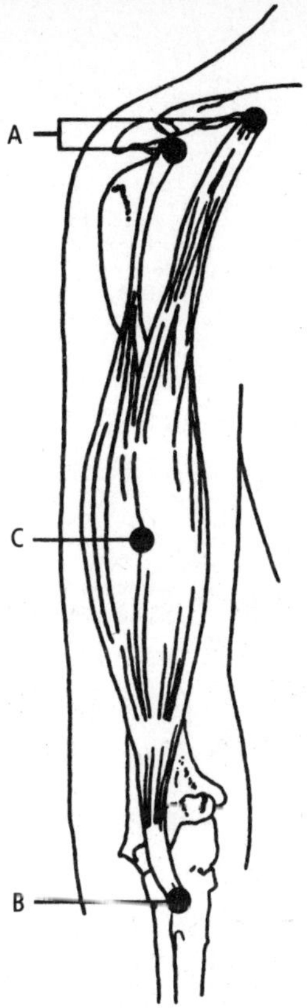

Abbildung 16: Muskelanatomie am Beispiel des Oberarms.
(A) Muskelursprung
(B) Muskelansatz
(C) Muskelbauch oder -korpus

-korpus. Bewegung wird erzeugt, indem die Knochen als Hebel und die Gelenke als Dreh- und Angelpunkte fungieren, von denen die Bewegung der Hebel (Knochen) ausgeht, siehe Abbildung 16.

Einen Muskel tonisieren

Wenn Sie einen Muskel tonisieren und zur Kontraktion bringen möchten, legen Sie Ihre Finger auf die beiden Sehnenenden des Muskels, auf die Ursprungs- und Ansatzpunkte, wo dieser an die Knochen anbindet. Rütteln oder schütteln Sie diese Muskelendstellen mehrmals unter mittelstarkem Druck hin und her. Danach ziehen Sie den Muskel von der Mitte her mit den Fingerspitzen und unter festem Druck zu beiden Endstellen hin aus. Zuletzt geben Sie nochmals festen Druck auf den Ursprungs- und den Ansatzpunkt und halten diese Position fünf bis zehn Sekunden lang. Diese Technik bewirkt, daß sich der Muskel verkürzt und zusammenzieht; dadurch wird die elektromagnetische Energie in dem Meridiankreis erhöht, der dem Muskel zugeordnet ist.

Einen Muskel sedieren

Möchten Sie einen Muskel sedieren und entspannen, so legen Sie die Finger auf die Sehnenenden des Muskels, auf die Stellen also, wo er an das jeweilige Skelettelement anbindet. Rütteln oder schütteln Sie die Muskelenden mehrmals hin und her. Anschließend schieben Sie den Muskel zusammen oder »bauschen« Sie ihn auf, indem Sie mehrere Male mit konstant festem Druck von beiden Muskelenden aus zur Mitte (Muskelbauch) hin streichen wie auf Abbildung 17. Zuletzt üben Sie etwa fünf bis zehn Sekunden lang festen Druck auf die beiden Muskelenden aus. Diese Technik bewirkt, daß sich der Muskel entspannt und ausdehnt und elektromagnetische Energie aus dem korrespondierenden Meridiankreislauf abgeführt wird.

Jede der folgenden Meridianübersichten illustriert einen

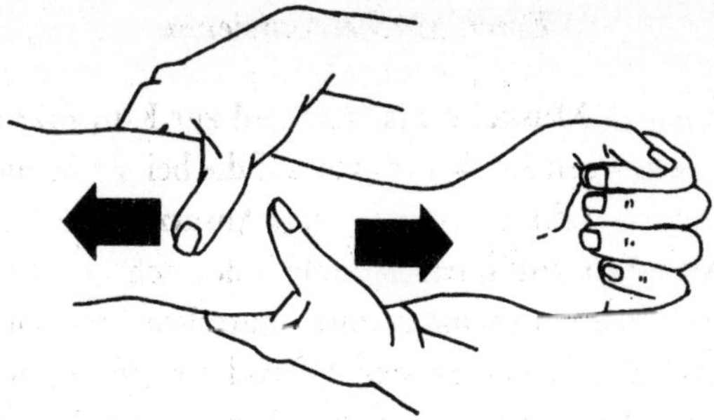

Abbildung 17: Technik der Tonisierung eines Muskels, die ein Zusammenziehen bewirkt. Mit der gegenläufigen Bewegung wird ein Muskel sediert und entspannt.

oder mehrere Muskeln, die von den Meridianen angesteuert und versorgt werden. Die Aktions- und Funktionsbereiche der Muskeln sind ebenfalls beschrieben. Zur Vereinfachung ist jeder Muskel nur einmal auf einer Körperseite abgebildet. Die Muskeln sind jedoch bilateral, das heißt, sie kommen auf beiden Seiten des Körpers in spiegelbildlicher Anordnung vor. Bei der Tonisierung oder Sedierung von meridianspezifischen Muskeln sollte das Verfahren jeweils auf *beiden* Körperseiten angewendet werden und nicht nur beim speziell abgebildeten Muskel.

Akupressurbehandlung

Eine weitere Methode zur Regulierung der Meridianenergien ist die Druckpunkttherapie oder Akupressur. Zur Stimulierung der jeweiligen Druckpunkte führen Sie mit Ihrem Daumen oder Fingerknöchel kleine, grabende Bewegungen aus, um einen tief einwirkenden Druck zu erzielen. Zur erfolgreichen

Behandlung müssen auf den Akupressurpunkt 9–13 kg Druck etwa ein bis fünf Minuten lang gebracht werden. Je mehr Druck ausgeübt wird, desto größer ist im allgemeinen die Effizienz der Behandlung.

Die Druckpunkttherapie sollte *nicht* angewendet werden:

- wenn die Zone um den Druckpunkt Hautprobleme oder -schwellungen aufweist;
- bei herzkranken Patienten oder bei Menschen, aus deren Krankengeschichte Herz- oder Venenprobleme hervorgehen;
- bei Schwangerschaft oder bei Kindern unter sieben Jahren;
- innerhalb von einer halben Stunde nach einem heißen Bad, einer schweren Mahlzeit oder einer anstrengenden Arbeit.[16]

Jede der nachfolgenden Meridianabbildungen zeigt ein oder mehrere Druckpunktpaare, über die sich die Energie des betreffenden Meridians tonisieren und steigern läßt. Diese Reflex- oder Harmonisierungspunkte werden benutzt, um geschwächte Meridiane und ihre Muskeln zu stärken.

Gleichermaßen können sie zur Sedierung eines Meridians und seiner Muskeln herangezogen werden. In diesem Fall wird nicht mit tief grabendem Druck gearbeitet, sondern die Finger streifen oder »schnippen« mehrmals leicht über die beiden Stellen. Der tiefe Druck auf die jeweiligen Harmonisierungspunkte energetisiert und stimuliert den Meridian, während leichtes Anschnippen oder Streifen der Behandlungspunkte eine sedierende Wirkung hat und das Energieniveau im Meridian senkt.

[16] Pedro Chan, *Finger Acupressure* (New York: Random House, 1985), Seite 14.

Den Meridianverlauf bestreichen

Bei der dritten Methode zur Regulierung energetischer Ungleichgewichte in den Leitbahnen geht es um das Bestreichen der Meridiane. Das Streichen in der natürlichen Richtung des Energieverlaufs, von Anfang bis Ende einer Leitbahn, wirkt stimulierend. Mit anderen Worten: Der Meridian wird tonisiert und dem Kreislauf elektromagnetische Energie zugeführt. Das Streichen in umgekehrter Richtung, also vom Ende zum Anfang des Meridians, wirkt sedierend, denn im betreffenden Meridiankreis wird elektromagnetische Energie abgeführt.

Die einzelnen Meridianverläufe sind auf den Seiten 106 – 135 veranschaulicht. Wie bei den Muskeln, sind auch hier die jeweiligen organspezifischen Meridiane nur auf einer Körperseite abgebildet. Sie sind jedoch bilateral und kommen auf beiden Seiten des Körpers in entsprechend spiegelbildlicher Anordnung vor. Wenn Sie also die Leitbahnen bestreichen möchten, um eine beruhigende oder stimulierende Wirkung zu erzielen, sind sowohl die rechte als auch die linke Körperseite zu behandeln.

Der Schlüssel zur Lokalisation von Meridianstörungen lautet: Finden Sie die emotionalen Muster und Muskel- oder Haltungsanomalien beim Patienten! In Tabelle 3 auf Seite 103 – 104 sind die am häufigsten auftretenden emotionalen Konflikte und damit assoziierte Meridiane aufgeführt. Muskelermüdung, -schwäche und -erschlaffung sind bezeichnend für eine Erschöpfung und unzureichende Leistungsfähigkeit des jeweiligen Meridians.

Meridianarbeit auf einen Blick

Ist ein Meridian erschöpft, können Sie ihn *tonisieren* und zusätzliche Energie in den Kreislauf lenken, indem

- Sie den Meridian mehrmals in Richtung seines natürlichen Energieverlaufs bestreichen;
- Sie tief und beständig Druck auf die Meridianreflexpunkte geben;
- Sie die mit dem Meridian korrespondierenden Muskeln tonisieren und zur Kontraktion bringen;
- den im Sheng-Zyklus »stromaufwärts« oder gegen den Uhrzeigersinn angesiedelten Meridian sedieren.

Ist ein Meridian überstimuliert, können Sie ihn *sedieren* und überschüssige Energie aus dem Kreislauf wegführen, indem

- Sie den Meridian mehrmals gegen die Richtung seines natürlichen Energieverlaufs bestreichen;
- Sie mit Ihren Fingern leicht über die Meridianreflexpunkte streifen oder »schnippen«;
- Sie die mit dem Meridian korrespondierenden Muskeln sedieren beziehungsweise entspannen und lockern;
- Sie den im Sheng-Zyklus »stromabwärts« oder im Uhrzeigersinn angesiedelten Meridian tonisieren.

Ist der emotionale Konflikt, der einer Meridianstörung zugrunde liegt, Teil des Musters eines immer wieder auflebenden Polaritätsungleichgewichts, sollten geeignete Beratungsformen oder schwingungstherapeutische Maßnahmen in Betracht gezogen werden. Eine homöopathische Behandlung könnte ebenfalls dazu beitragen, das Grundübel zu beseitigen und das Gleichgewicht im Energiehaushalt wiederherzustellen.

Tabelle 3: Emotionale Konfliktbilder & Meridianstörungen

	Kreislauf	Dünndarm	3-f.Erwärmer	Gallenblase	Leber	Lunge	Dickdarm	Milz	Magen	Nieren	Blase	Herz
Abwehrhaltung					●	●		●				
Anerkennungsbedürfnis										●	●	
Angst		●		●					●	●		
Apathie		●	●									
Arroganz								●				●
Besitzgier					●							
Beziehungsstreß					●	●						
Depression			●									
Desillusionierung			●				●					
Egozentrik					●							●
Eifersucht					●							
Einsamkeit				●			●					
Furcht vor dem Verlassenwerden				●								
dem Alleinsein				●						●		
der Verpflichtung										●	●	
dem Sterben		●										
dem Versagen	●											
Armut				●								
Zurückweisung							●					
Gefühl des Vernachlässigtseins						●						
Geschlechtsspezifische Wendezeiten	●											
Groll					●	●						
Haß					●							
Identitätskrisen	●											
Intoleranz								●				
Isolation				●			●					

Fortsetzung Tabelle 3: Emotionale Konfliktbilder & Meridianstörungen

	Kreislauf	Dünndarm	3-f.Erwärmer	Gallenblase	Leber	Lunge	Dickdarm	Milz	Magen	Nieren	Blase	Herz
Konkurrenzdenken					●			●				●
Kummer			●									
Minderwertigkeitsgefühle	●	●										
Nachdenklichkeit/ Grübelei										●	●	
Neid					●							
Opfertum	●	●										
Paranoia		●							●			
Rache					●	●						
Scham/Bedauern		●										
Scheu/Schüchternheit	●	●										
Schock/Trauma				●								
Schuld		●										
Selbstgerechtigkeit								●				●
Selbstmitleid	●	●			●							
Stimmungsschwankungen									●			
Unentschlossenheit									●	●		
Ungeduld								●				●
Verbitterung			●		●	●	●					
Verfolgungswahn							●					
Vertrauensverlust			●				●					
Voreingenommenheit								●				
Zorn					●	●						●
Zwanghafte Vorstellungen									●			
Zynismus							●					

Lage: Beginnt in der Achselhöhle und zieht an der Innenseite des Arms hinunter bis zur Spitze des kleinen Fingers.

Reflexpunkte: A

Chakra: Sakralzentrum

Muskeln: Der M. subscapularis (B) unter dem Schulterblatt bewirkt die Armrotation und bewegt die Schulter über dem Brustkorb.

Haltungsstörungen: Keine bekannt.

Konfliktfelder: Selbstbezogenheit, Selbstdruck, Ungeduld, Intoleranz, Konkurrenzdenken, Frustration, »Friß- oder-Stirb«-Haltung.

HERZ-MERIDIAN

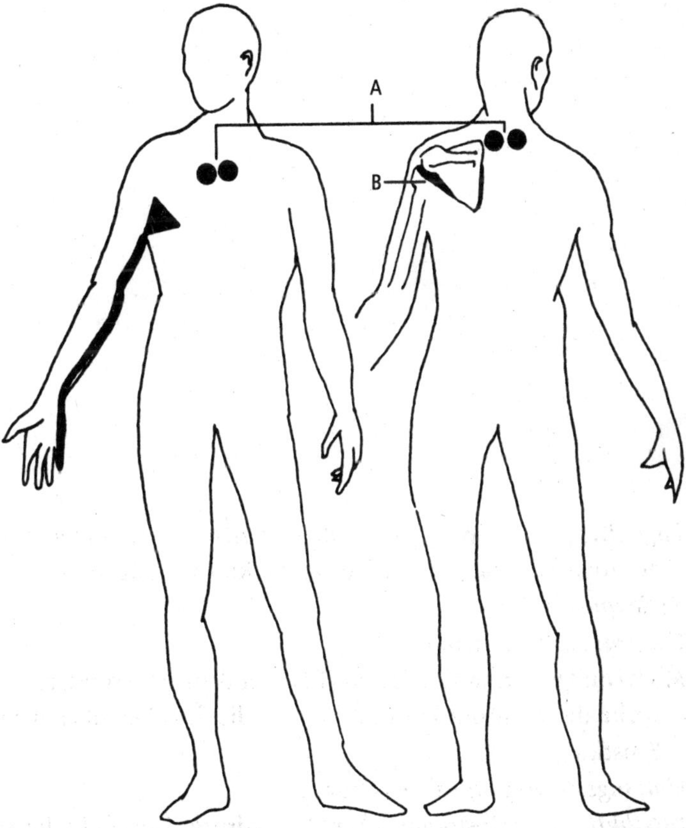

Abbildung 18: Herz-Meridian:
Negativer Polaritätskreis – Yin-Leitbahn.

Lage: Beginnt im Brustmuskel und zieht mittig an der Innenseite des Arms hinunter bis zur Spitze des Mittelfingers.

Reflexpunkte: A

Chakra: Sakralzentrum

Muskeln: M. gluteus medius (B), M. gluteus maximus (C) und M. piriformis (D). Sie alle bewirken die Rotation der Hüfte und das Abspreizen des Oberschenkels vom Körper. Der Adductor (E) zieht den Schenkel zum Körper hin an.

Haltungsstörungen: Eine Meridianschwäche drückt sich über einseitig hohen Hüftstand aus (eine Hüfte ist höher als die andere), ein verdrehtes oder gekipptes Becken, O- oder X-beziehungsweise Storchenbeine und asymmetrisch auswärts drehende Oberschenkel.

Konfliktfelder: Identitätskrisen, Probleme im geschlechtsspezifischen und kulturellen Rollenverständnis, Schwierigkeiten in geschlechtsspezifischen Wendezeiten (Pubertät, Menopause etc.), vereitelter oder blockierter Selbstausdruck, Versagensängste.

KREISLAUF-MERIDIAN

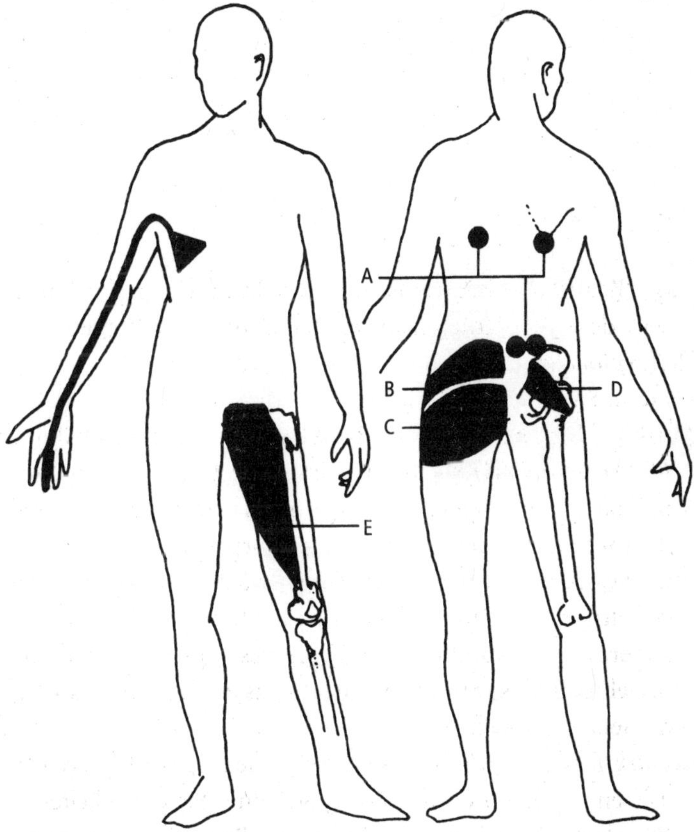

Abbildung 19: Kreislauf:
Negativer-Polaritätskreis – Yin-Leitbahn.

Lage: Beginnt am Ende des Ringfingers und zieht an der Rückseite des Arms über die Schulter, am Ohr vorbei und endet am äußeren Augenwinkel.

Reflexpunkte: A

Chakra: Sakralzentrum

Muskeln: Die M. sartorius (B) und M. gracilis (C) beugen und kreuzen das Bein. Der M. gastrocnemius (D) hat die Aufgabe, das Bein zu beugen und die Ferse anzuheben. Der M. teres minor (E) sorgt für die Arm-Schulter-Rotation.

Haltungsstörungen: Eine Meridianerschöpfung drückt sich in Knieverrenkungen oder blockiertem Kniegelenk aus. Hände drehen asymmetrisch vom Körper weg. Der Körper ist leicht vorwärts gekippt.

Konfliktfelder: Depression, Trauer, Kummer, Vertrauensverlust; extreme emotionale Sensibilität, Schock, Trauma, Furcht vor dem Sterben; physische wie psychische Erschöpfungszustände.

DREIFACHER ERWÄRMER

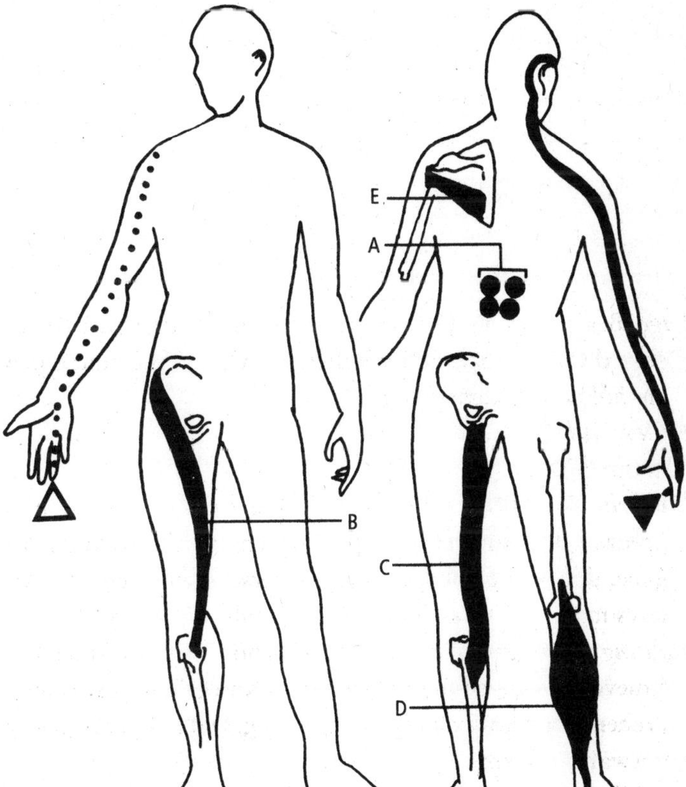

Abbildung 20: Dreifacher Erwärmer: Positiver Polaritätskreis – Yang-Leitbahn.

Lage: Beginnt an der Spitze des kleinen Fingers, zieht außen über Unter- und Oberarm zur Schulter bis hin zur Wange und endet oben am Ohr.

Reflexpunkte: A

Chakra: Sakralzentrum

Muskeln: Die Bauchmuskeln oder musculi abdominis (B) komprimieren und positionieren die inneren Organe und strecken oder beugen den Rumpf. Der M. quadriceps (C) bewirkt die Streckung sowie Anhebung des Oberschenkels.

Haltungsstörungen: Eine Meridianerschöpfung kann zu Schwierigkeiten beim Aufstehen aus der Sitzposition oder beim Treppensteigen führen, einen Hohlrundrücken oder einen vorgewölbten Bauch, den sogenannten Bierbauch, verursachen.

Konfliktfelder: Minderwertigkeitsgefühl, versteckte Scham, Bedauern oder Schuldgefühl; Schüchternheit, Scheu; mögliches Opfer von Schikane oder Mißbrauch.

DÜNNDARM-MERIDIAN

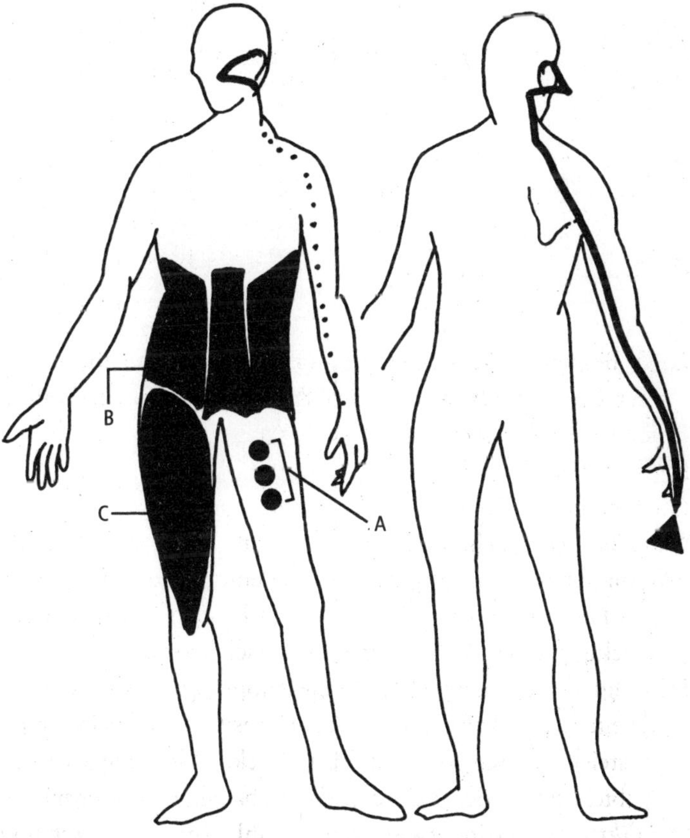

Abbildung 21: Dünndarm-Meridian:
Positiver Polaritätskreis – Yang-Leitbahn.

Lage: Beginnt im Brustmuskel und zieht an der Außenseite des Innenarms bis hinunter in den Daumen.

Reflexpunkte: A

Chakra: Nabelzentrum

Muskeln: Der M. deltoideus (B) und M. corabrachialis (D) bewirken das Anheben des Armes bis über den Kopf. Der M. serratus anterior (C) zieht die Schulter hinunter und unterstützt die Atmung bei gleichzeitiger Anhebung der Rippen.

Haltungsstörungen: Eine Meridianerschöpfung findet Ausdruck in vorstehenden Schulterblättern sowie Schwierigkeiten, die Arme über Kopf zu halten und über Kopf zu arbeiten.

Konfliktfelder: Groll; sich vernachlässigt, vergessen, fallengelassen oder nicht geschätzt fühlen; sich in der Partnerschaft zu kurz gekommen fühlen, also mehr zu geben als zu bekommen.

LUNGEN-MERIDIAN

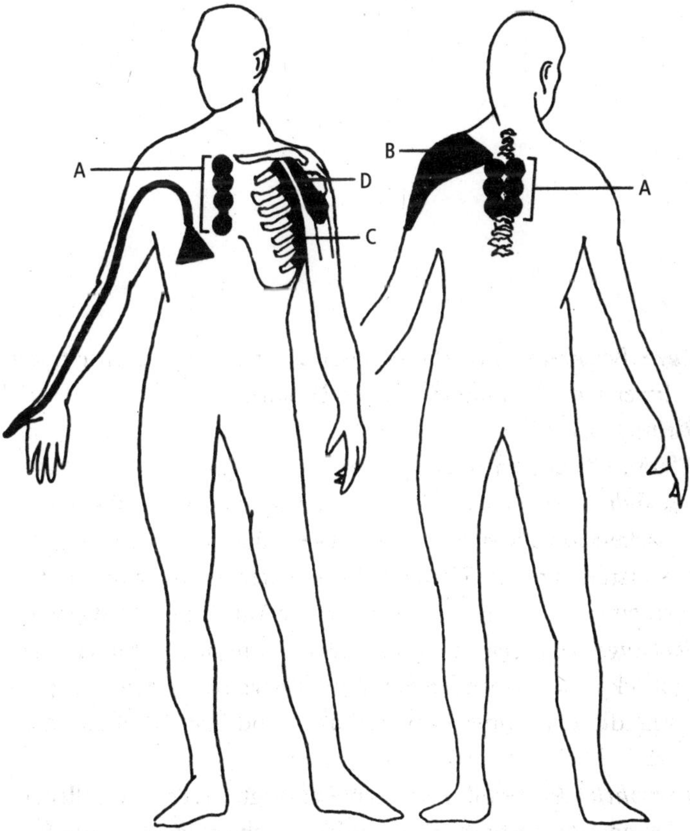

*Abbildung 22: Lungen-Meridian:
Negativer Polaritätskreis – Yin-Leitbahn.*

Lage: Beginnt an der Spitze des großen Zehs und zieht über den Fußrücken über den Bauch zur Hüftkante und weiter hoch und zu den Rippen.

Reflexpunkte: A

Chakra: Nabelzentrum

Muskeln: Der M. rhomboideus (B) bewirkt das Einziehen und Drehen des Schulterblattes. Der M. pectoralis sternocostalis (C) bewirkt die Schulterrotation und Einwärtsdrehung des Arms.

Haltungsstörungen: Eine Meridianerschöpfung findet Ausdruck in rundem oder eingesunkenem Brustkorb. Die Arme und Schultern drehen asymmetrisch vom Körper weg.

Konfliktfelder: Feindseligkeit oder Abwehrhaltung in der Partnerschaft; Eifersucht, Neid, Haß, Besitzgier, Egozentrik.

LEBER-MERIDIAN

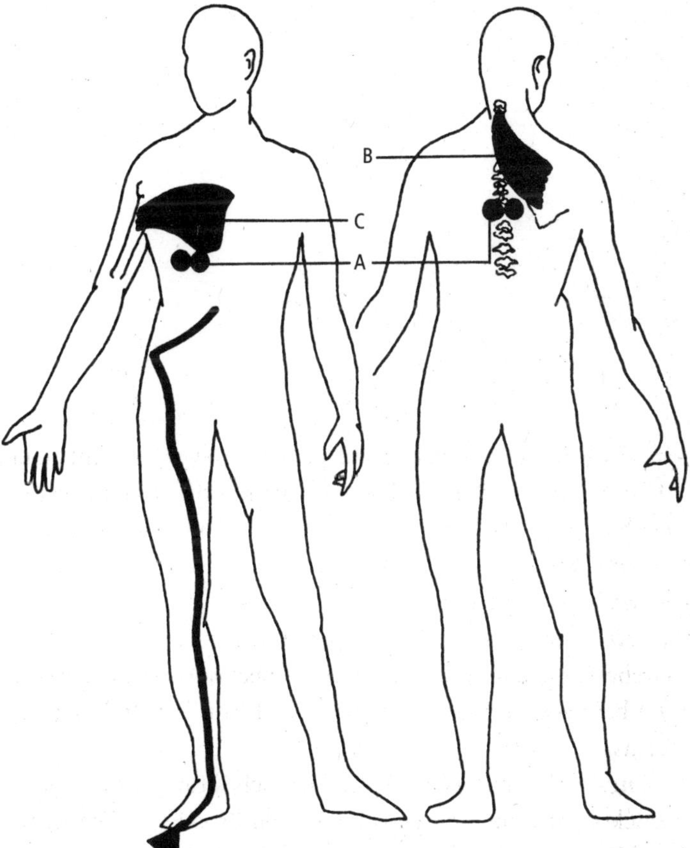

*Abbildung 23: Leber-Meridian:
Negativer Polaritätskreis – Yin-Leitbahn.*

Lage: Beginnt am äußeren Augenwinkel, zieht in mehreren Schleifen um die Schläfen und den Hinterkopf hinunter über die Schultern, dann unter den Arm bis zur Taille und an der Außenseite des Beines entlang bis hinunter in die vierte Zehe.

Reflexpunkte: A

Chakra: Nabelzentrum

Muskeln: Der M. popliteus (B) bewirkt die Einwärtsdrehung von Fuß und Knöchel.

Haltungsstörungen: Eine Meridianerschöpfung zeigt sich darin, daß der Fuß »entenförmig« nach außen dreht.

Konfliktfelder: Verlustängste, Furcht vor dem Verlassenwerden, vor Armut oder Hunger; Unsicherheit im sozialen Gefüge (emotionale und wirtschaftliche Rahmenbedingungen), Angst vor dem Altern.

GALLENBLASEN-MERIDIAN

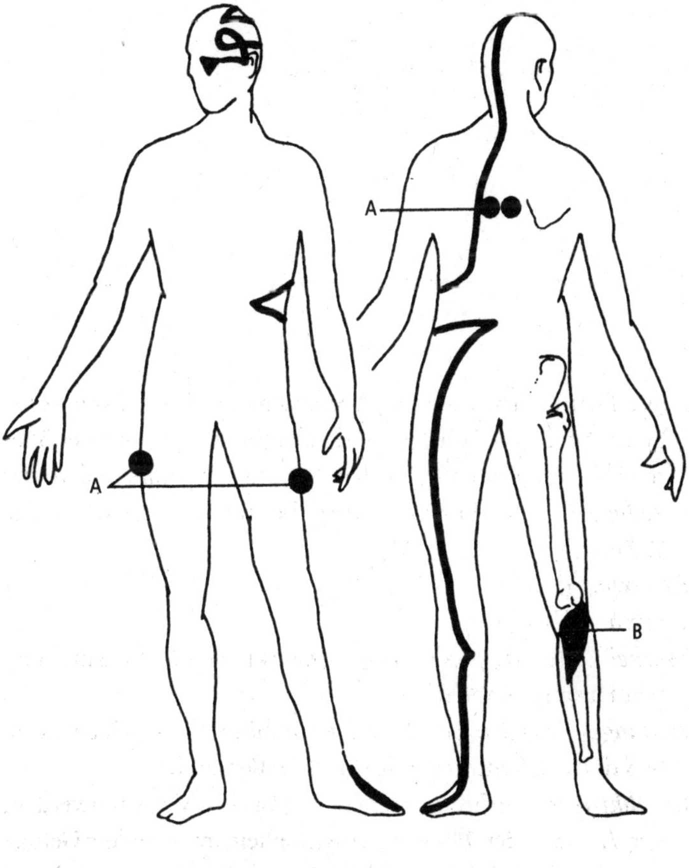

Abbildung 24: Gallenblasen-Meridian: Positiver Polaritätskreis – Yang-Leitbahn.

Lage: Beginnt an der Spitze des Zeigefingers, zieht über Arm und Schulter hoch bis zu den Lippen und endet an der Nase.

Reflexpunkte: A

Chakra: Nabelzentrum

Muskeln: Die Fascia lata (B) erzeugt eine Flexion und Auswärtsbiegung des Oberschenkels. Die hintere Muskulatur des Oberschenkels (C) beugt das Bein.

Haltungsstörungen: Eine Meridianerschöpfung findet Ausdruck in seitwärtiger Wirbelsäulenverkrümmung (Skoliose).

Konfliktfelder: Desillusionierung und Rückzug, Einsamkeit, selbsterwählte Isolation, Furcht vor Zurückweisung durch andere, Verfolgungswahn.

DICKDARM-MERIDIAN

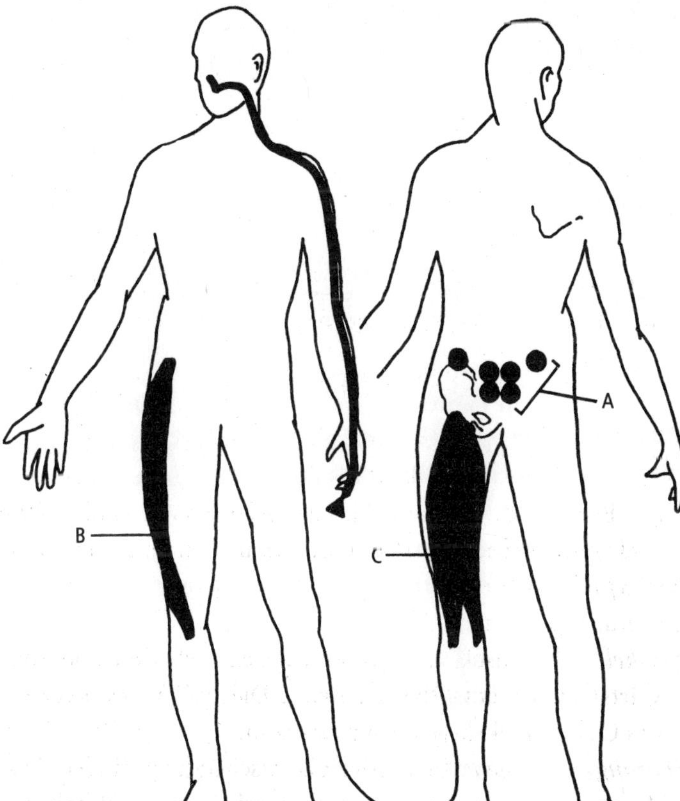

Abbildung 25: Dickdarm-Meridian:
Positiver Polaritätskreis – Yang-Leitbahn.

Lage: Beginnt am Fußballen, zieht einen Kreis unter der Fußwölbung und verläuft dann auf der Innenseite des Beins hoch über Bauch und Brust bis hin zum Schlüsselbein.

Reflexpunkte: A

Chakra: Solarplexuszentrum

Muskeln: Der obere Trapezmuskel oder M. trapezius (B) bewegt die Schulter und stabilisiert den Kopf. Der M. psoas (C) sorgt für die Rotation der Hüfte. Der M. iliacus (D) streckt und hebt den Oberschenkel.

Haltungsstörungen: Eine Meridianerschöpfung findet Ausdruck im sogenannten Flachkreuz, also einer abgeflachten Lumbalkurve oder einem leicht nach vorne gereckten Kopf.

Konfliktfelder: Verzettelung; übergroße Meinungs- und Feedback-Abhängigkeit; Medien-/Informationssucht; Unentschlossenheit; Furcht vor der Verpflichtung.

NIEREN-MERIDIAN

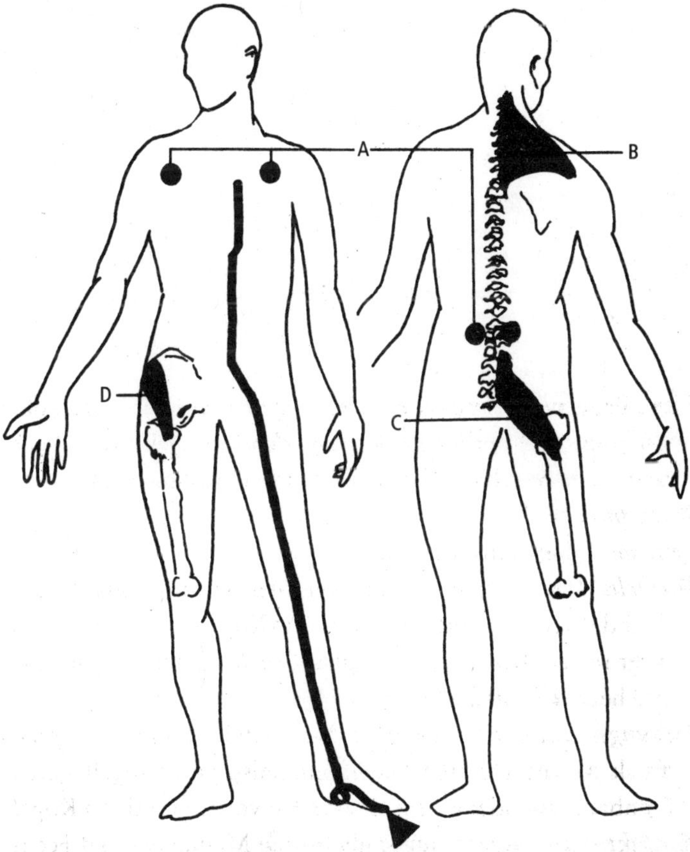

Abbildung 26: Nieren-Meridian:
Negativer Polaritätskreis – Yin-Leitbahn.

Lage: Beginnt am großen Zeh und läuft an der Innenseite des Fußrückens und Beines entlang aufwärts über Bauch und Brust fast bis zu den Schultern, und dann abwärts zum Brustkorb bis unterhalb der Achselhöhle.

Reflexpunkte: A

Chakra: Solarplexuszentrum

Muskeln: Der M. latissimus dorsi (B) kommt bei allen kräftigen Armbewegungen zum Einsatz; der untere Trapezmuskel oder M. trapezius (C) bewirkt die Schulterblattrotation zur Anhebung und Senkung der Schulter. Der M. triceps brachii (D) bewirkt die Streckung des Unterarms und Rückhebung des Oberarms.

Haltungsstörungen: Eine Meridianerschöpfung drückt sich in einseitigem Schulterhochstand aus.

Konfliktfelder: Engstirnigkeit, Voreingenommenheit, Befangenheit sowie Unfähigkeit, sich wechselnden Bedingungen anzupassen; Missionseifer, Selbstgerechtigkeit.

MILZ-MERIDIAN

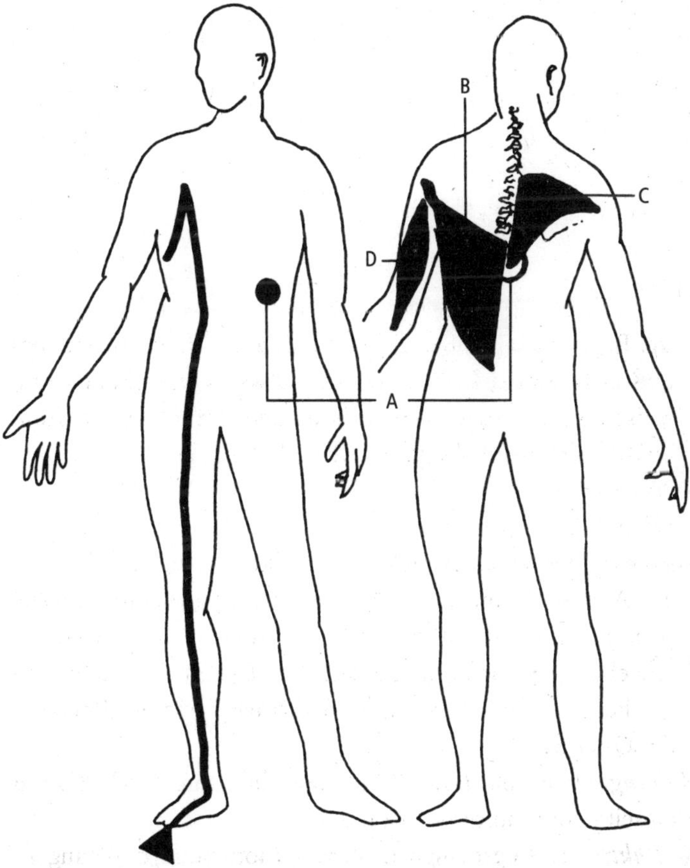

Abbildung 27: Milz-Meridian:
Negativer Polaritätskreis – Yin-Leitbahn.

Lage: Beginnt am inneren Augenwinkel und zieht über den Schädel, verläuft dann in zwei Ästen (eine innere und eine äußere Schleife) den Rücken hinunter und setzt sich über das Gesäß und die Beinrückseite hinunter mittig fort und endet im kleinen Zeh.

Reflexpunkte: A

Chakra: Solarplexuszentrum

Muskeln: Der M. tibialis (B) bewirkt das Anheben des Fußes und der Zehen. Der M. peroneus (C) hebt die äußere Fußkante und dreht den Fuß nach außen. Der M. sacrospinalis (D) bewirkt die Aufrichtung der Wirbelsäule und des Rumpfes.

Haltungsstörungen: Eine Meridianerschöpfung findet Ausdruck in Rundrücken, Senkfuß, einwärts gerichteten Fußspitzen (das sogenannte »Über-den-großen-Onkel-Gehen«).

Konfliktfelder: Unsicherheit, ständiges Bedürfnis nach Anerkennung, mangelndes Vertrauen, Nachdenklichkeit und Grübelei sowie Unachtsamkeit.

BLASEN-MERIDIAN

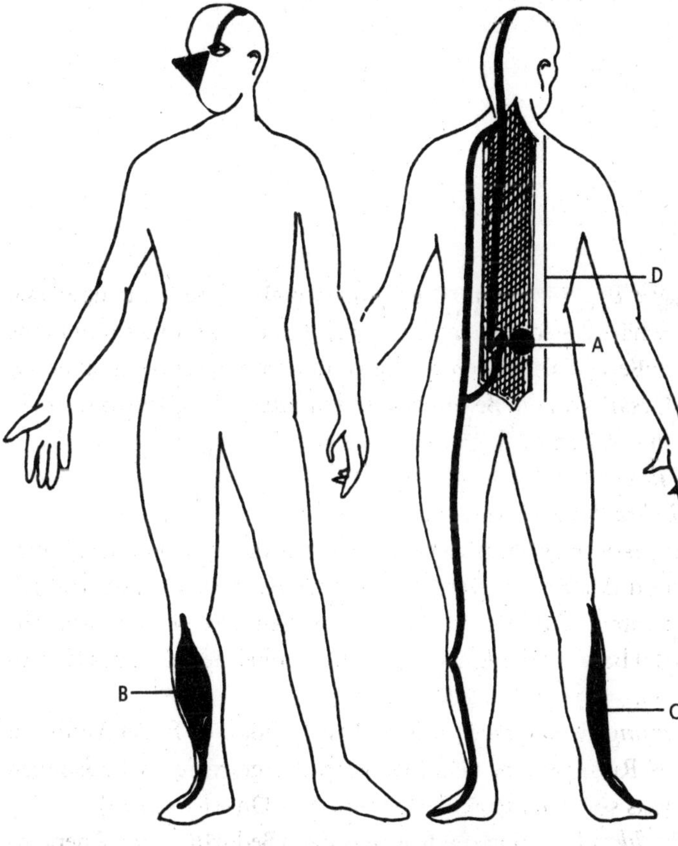

Abbildung 28: Blasen-Meridian:
Positiver Polaritätskreis – Yang-Leitbahn.

Lage: Beginnt unterhalb des Auges, verläuft entlang der Unterkieferlinie und wieder hoch zur Schläfe, dann über Wange und Nacken sowie Brust und Bauch abwärts und setzt sich auf der Vorderseite des Beines mittig fort bis hinunter in die zweite Zehe.

Reflexpunkte: A

Chakra: Solarplexuszentrum

Muskeln: Der M. sternocleidomastoideus (B) dreht und neigt den Kopf. Der M. pectoralis major (C) hebt und dreht den Arm in der Schulter. Der M. brachioradialis (D) sorgt für die Armbeugung und -drehung im Handgelenk. Der M. levator scapulae (E) hebt das Schulterblatt.

Haltungsstörungen: Eine Meridianerschöpfung findet Ausdruck im Schiefhals, in einem s-förmigen Nacken (Schwanenhals) oder einer asymmetrischen Kopfhaltung.

Konfliktfelder: Übererregtheit oder mentale Überlastung; permanente Besorgnis und Vorahnungen; obsessive Gedanken, die die Vitalität auszehren.

MAGEN-MERIDIAN

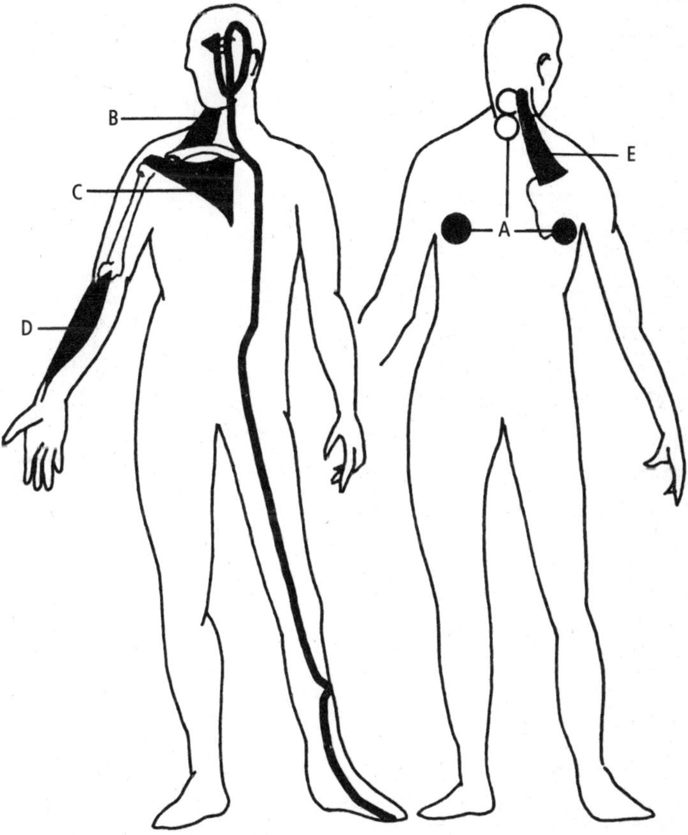

Abbildung 29: Magen-Meridian:
Positiver Polaritätskreis – Yang-Leitbahn.

Zentralmeridian (linke Abbildung): Negativer Polaritätskreis – Yin-Leitbahn. Steigt den Körper vom Becken und bis hin zur Unterlippe hoch.

Reflexpunkte: C (am seitlichen Ende der vierten Rippe)

Lenker-Meridian (rechte Abbildung): Positiver Polaritätskreis – Yang-Leitbahn. Beginnt am Steißbein, zieht die Wirbelsäule entlang, überquert den Schädel und endet an der Oberlippe.

Reflexpunkte: A (am seitlichen unteren Ende des Schlüsselbeins, der Clavicula).

Harmonisierungspunkte: Der Harmonisierungspunkt B liegt unmittelbar über der Thymusdrüse im Sternum beziehungsweise Brustkorbbereich. Er wird durch Klopfen aktiviert. Der Energiezustand innerhalb der beiden Speichergefäße wird dadurch ausgeglichen.

SPEICHERGEFÄSSBAHNEN

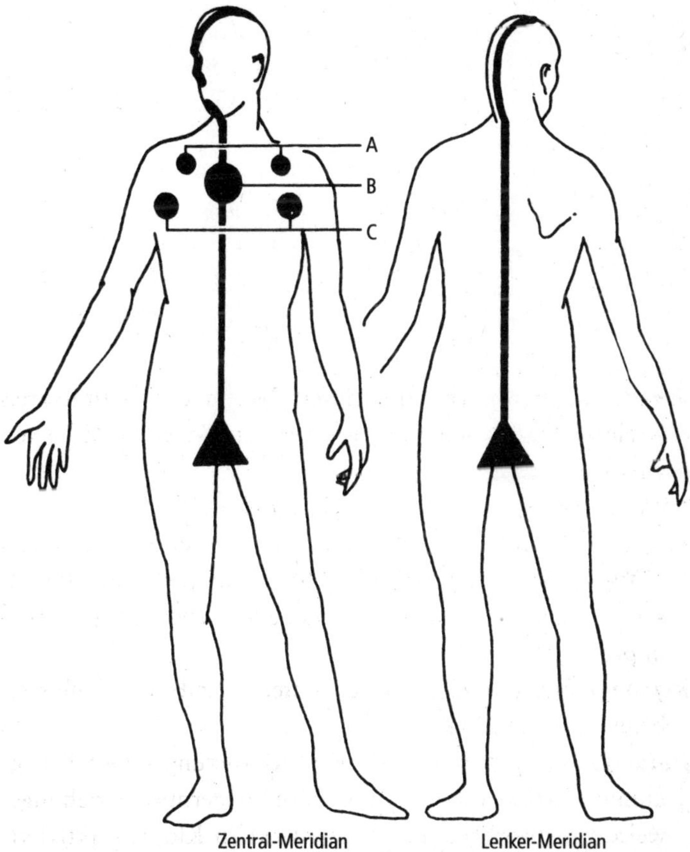

Abbildung 30: Speichergefäße

(A)	M. sternocleidomastoideus	Kopfwender/dreher
(B)	M. trapezius	Trapez- oder Kappenmuskel
(C)	M. levator scapulae	Schulterblattheber
(D)	M. rhomboideus	Rautenmuskel
(E)	M. deltoideus	Deltamuskel
(F)	M. coracobrachialis	Hakenarmmuskel
(G)	M. serratus anterior	vorderer Sägemuskel
(H)	M. teres minor	kleiner Rundmuskel
(I)	M. pectoralis	Brustmuskeln
(J)	M. triceps	dreiköpfiger Armmuskel
(K)	M. latissimus dorsi	breiter Rückenmuskel
(L)	M. sacrospinalis	Sakrospinales Muskelsystem
(M)	M. brachioradialis	Oberarmspeichenmuskel
(N)	M. abdominis	Bauchmuskeln
(O)	Fascia lata	Oberschenkelfaszie
(P)	M. psoas	Lendenmuskel
Q)	M. iliacus	Darmbeinmuskel
(R)	M. gluteus medius	mittlerer Gesäßmuskel
(S)	M. gluteus maximus	großer Gesäßmuskel
(T)	M. sartorius	Schneidermuskel
(U)	M. quadriceps	vierköpfiger Schenkelstrecker
(V)	M. adductor	Schenkelanzieher
(W)	M. ischiocruralis, i.e.	Ischiokrurale Muskulatur, d. h.
	– M. biceps femoris	– Schenkelmuskel
	– M. semitendinosus	– Halbsehnenmuskel
	– M. semimembranosus	– Plattsehnenmuskel
(X)	M. gastrocnemius	Zwillingswadenmuskel
(Y)	M. tibialis	Schienbeinmuskel
(Z)	M. popliteus	Kniekehlenmuskel
(AA)	M. soleus	Wadenmuskel

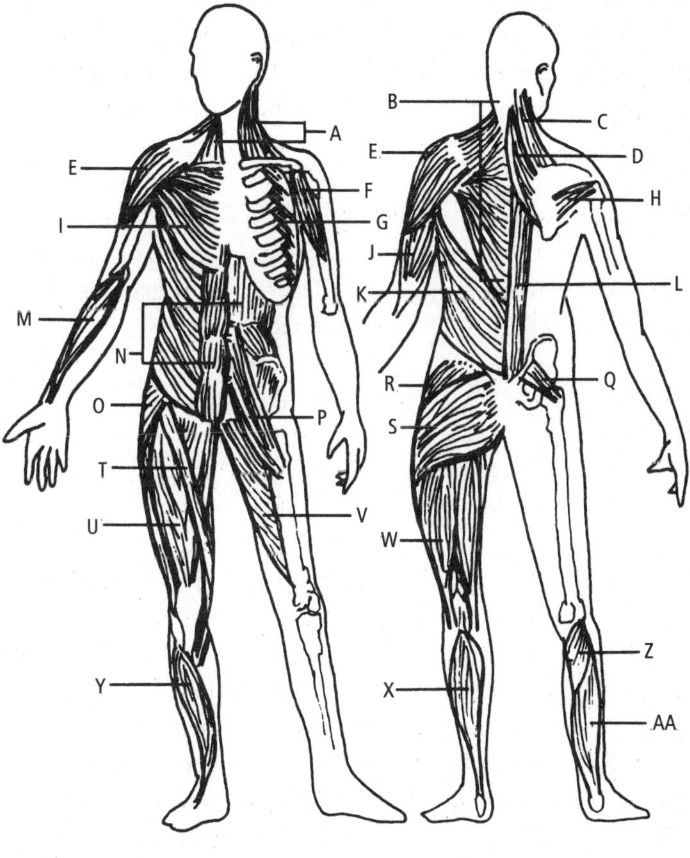

Abbildung 31: Gesamtbild der Muskeln

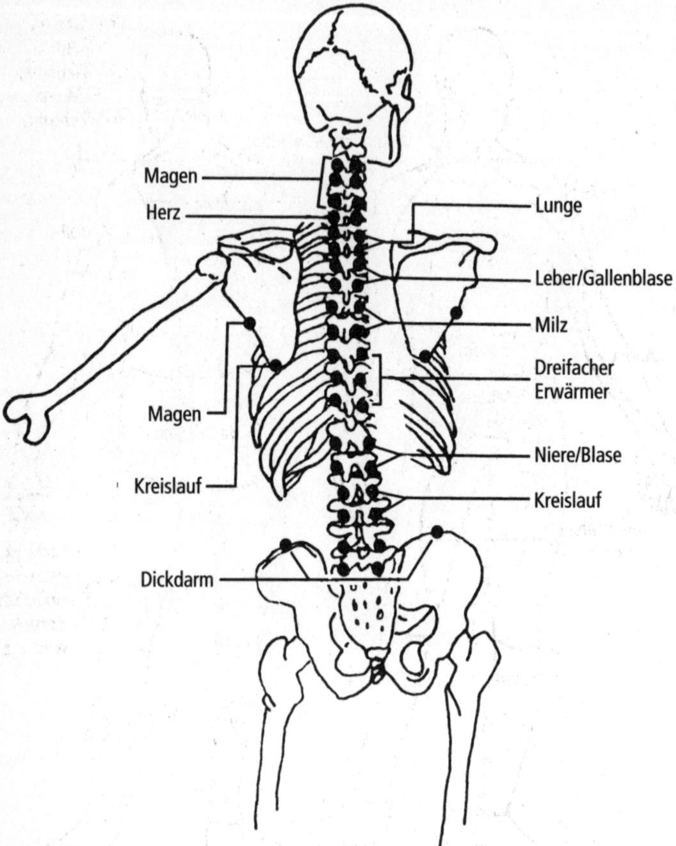

Abbildung 32: Meridianspezifische Reflexpunkte entlang der Wirbelsäule und im Rückenbereich (Lage am Skelett veranschaulicht).

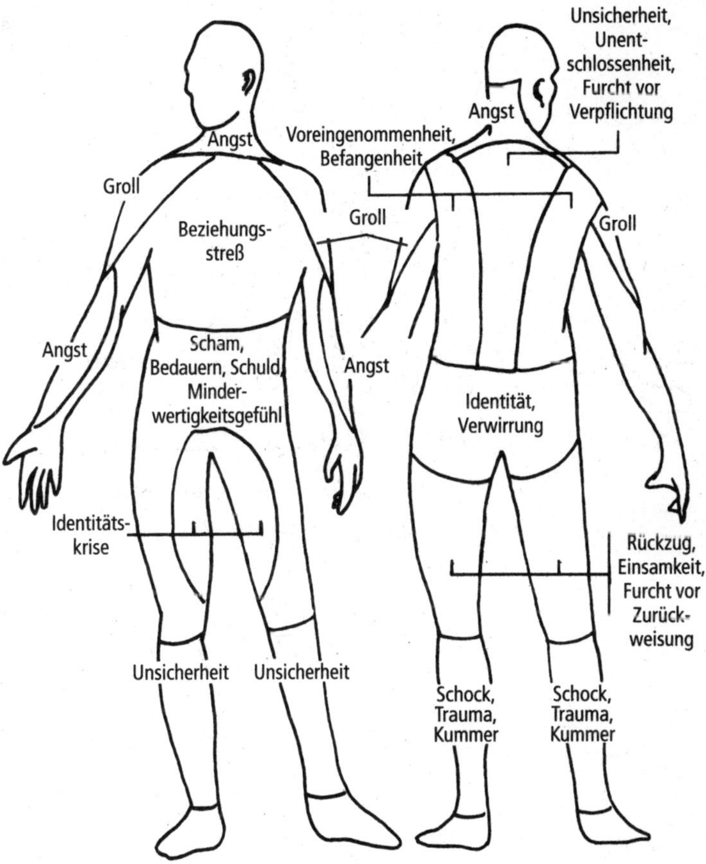

Abbildung 33:
Zuordnung der Emotionen zu den Muskelarealen.

Kapitel Vier

Die Schwingungsmedizin

Der Begriff Schwingungsmedizin bezieht sich auf die therapeutische Anwendung von Methoden oder Substanzen, deren primäre Wirkung darin besteht, die elektromagnetischen Schwingungsmuster zu verändern. Es besteht kein Zweifel darüber, daß der menschliche Körper eine subtile elektromagnetische und biochemische Welt darstellt, die von Polaritätsgesetzen und endokrinen Mikrosekretionen gesteuert wird sowie von den viel sichtbareren biochemischen Effekten der Nahrung, des Wassers, der Bewegung und vielem mehr. Erst in den letzten Jahrzehnten ist es der Wissenschaft gelungen, technisch ausgereifte Verfahren zu entwickeln, um hormonelle und andere endokrine Sekretionen im Blutstrom nachzuweisen. Das Gebiet der Endokrinologie (Lehre von der Funktion innerer Drüsen und Hormone) ist und bleibt einer der größten Pionierbereiche in der Medizin und den anderen Naturwissenschaften. Fortschritte in der endokrinen (inneren) Drüsenkunde haben sich in erster Linie auf das Studium der Wirkmechanismen von Hormonen gegründet sowie auf die Formulierung und Überprüfung von Theorien über solche Effekte. Die beiden Gebiete – Endokrinologie und Schwingungsmedizin – hängen sehr eng zusammen. Über die Funktionsweise der Schwingungstherapie liegen noch keine gesicherten Erkenntnisse vor, mit anderen Worten, man weiß nicht genau, wie die damit erzielten Resultate zu erklären sind. Das Grundverständnis entwickelt sich, ähnlich wie in der Endokrinologie, aus der theoretischen Erfassung und Deutung der vielfältigen Wirkungen, die in der Praxis erzielt werden.

Einige Formen der Schwingungstherapie greifen direkt in das elektrische oder ionische Milieu des Körpers ein und scheinen auf diese Weise gewisse Wirkungen auf die elektromagnetischen Wellenmuster der Organe auszuüben (Polarity Balancing und Meridiantherapie). Andere Behandlungsformen scheinen die Wellenmuster auf eher indirekte Weise zu verändern, wie etwa die Farb- oder Edelsteintherapie mit Hilfe von Klang- oder Lichtfrequenzen. Wieder andere erzielen ihre Wirkung dadurch, daß in das endokrine System selbst eingegriffen (Aromatherapie) oder eine komplexe Form der Immunreaktion hervorgerufen wird (Homöopathie). Wir wissen, daß Schwingungstherapien elektrisch wie biochemisch nachweisbare und meßbare Effekte erzeugen, die sich auf den physischen wie auch psychischen Zustand eines Menschen auswirken. In dem Maße wie unsere Kenntnisse auf den Gebieten der Physik und Endokrinologie wachsen, wird sich auch unser Verständnis von der Funktionsweise der Schwingungsmedizin vertiefen.

In den vorangegangenen Kapiteln haben wir uns eingehend mit der Meridian- und Polarity-Therapie befaßt, also mit Schwingungstherapieformen, die eine direkte Veränderung der elektromagnetischen Wellenmuster in den Organen durch Beeinflussung der elektrischen Werte und des ionischen Feldes bewirken. In diesem Kapitel untersuchen wir die weniger direkt erscheinenden Formen der Schwingungsmedizin; dazu gehören die Aromatherapie, die Edelstein- und Farbtherapie ebenso wie die Homöopathie.

Aromatherapie

Der Begriff Aromatherapie wurde Anfang des zwanzigsten Jahrhunderts von Gattefossé geprägt, einem französischen Wissenschaftler und Chemiker. Aber die therapeutische Anwendung von Duftmitteln läßt sich bis 4000 Jahre zurückverfolgen. Das Wort »Parfum« leitet sich vom Lateinischen ab, aus *per* in der Bedeutung von durch und *fumus* in der Bedeutung von Rauch, und bezieht sich auf die Verwendung von Räuchermitteln. Die erste schriftlich erwähnte Form der Behandlung mit Pflanzen ist wohl das »Räuchern«.[17] Das Verbrennen von Kräutern wird seit alters her zur Therapie nervöser Störungen und zur Reinigung und Läuterung angewandt.

Der Geruchssinn ist einzigartig im menschlichen Wahrnehmungssystem. Alle anderen Sinne geben Informationen an Neurorezeptoren weiter, die ihrerseits die Botschaften an das Gehirn übertragen. Beim Riechen hingegen treten die sensorischen Nervenenden tatsächlich aus den Nasenschleimhäuten hervor, so daß sich ein direkter Kontakt zwischen Stimulus und Rezeptorzelle ergibt. Aromatische Stimulierungen üben einen sofortigen und direkten Einfluß auf das Gehirn und Nervensystem des Menschen aus.

Düfte entsenden Schwingungen, die sich auf einem elektromagnetischen Meßgerät erfassen lassen. Die Geruchswahrnehmung ist das Ergebnis der molekular-chemischen Struktur eines Stimulus einerseits und dessen Schwingungsrate andererseits.

[17] Zur vertiefenden Auseinandersetzung mit der Geschichte und dem therapeutischen Einsatz von ätherischen Ölen siehe Robert Tisserand *Aromatherapy* (Rochester, VT: Inner Traditions, 1977), Seite 17.

Die aromatische Qualität einer Pflanze wird bestimmt von ihren flüchtigen Ölen, der Essenz. Ätherische Öle sind komplex in ihrem Gepräge und enthalten Alkohole, Ester, Aldehyde, Ketone und Terpene. Das ätherische Öl einer Pflanze ist einmalig und unverwechselbar – gleichsam die Stimme, mit der diese Pflanze zu uns spricht. Tisserand formulierte es so: »Das ätherische Öl ist der flüchtigste und subtilste Teil einer Pflanze; seine therapeutische Wirkung entfaltet sich auf einer höheren, subtileren Ebene als die der ganzen Pflanze oder des aus ihr gewonnenen Extraktes. Es hat in der Regel einen tieferen und nachhaltigeren Effekt auf den Geist und auf die Gefühle als eine pflanzliche Arznei. Die Eigenschaften der Pflanzen und ihrer ätherischen Öle mögen zwar im Prinzip die gleichen sein, doch die therapeutische Wirkweise ist eine völlig andere.«[18]

Das gebräuchlichste Verfahren zur Gewinnung ätherischer Öle ist die Wasserdampfdestillation. Die Menge und Qualität des gewonnenen Öls hängt von vielen Faktoren ab: der Pflanze selbst, dem Klima und den jeweiligen Bodenverhältnissen sowie dem Erntezeitpunkt, das heißt der Tages- und Jahreszeit, und den Erntemethoden. Hitze, Licht, Luft und Feuchtigkeit wirken sich auf ätherische Öle schädlich aus. Sie sollten in dunkelfarbigen, gut verschlossenen Flaschen an einem kühlen und trockenen Ort aufbewahrt werden, um die Qualität des Produktes zu erhalten. In der aromatherapeutischen Behandlung sollte jeweils nur eine Essenz zur selben Zeit verwendet werden. Mit Aromatherapie lassen sich vielfältige Wirkungen – psychische wie physische – erzielen, und es gibt eine ganze Reihe von Anwendungsformen zur Erreichung solcher Effekte.

[18] Tisserand, *Aromatherapie,* Seite 10.

Punktuelles Auftragen ist die Anwendungsform zur Stimulierung der Chakren. Jedem Chakra sind ein oder mehrere Öle zugeordnet, die mit der Energie des betreffenden Chakras übereinstimmen und elektrochemisch in Resonanz stehen und dadurch die Lösung von Blockaden im Chakra begünstigen. Zur Stimulierung eines Zentrums werden beim punktuellen Auftragen ein bis zwei Tropfen unverdünnten ätherischen Öls auf den jeweiligen Chakra-Reflexpunkt gebracht. Bei einer Vielzahl von physischen und psychischen Beschwerden läßt sich dieses Verfahren ebenso wirksam anwenden. Nehmen Sie dazu ein bis zwei Tropfen des ausgewählten Öls und tragen Sie es in unverdünnter Form auf Gelenke, Innenflächen der Hände oder Fußsohlen auf. Dort wird es sogleich absorbiert und über das Blut in die Drüsen und Körpergewebe weitergeleitet.

Aromatische Bäder (Hand- oder Fußbäder; auch feuchte Kompressen zur gezielten lokalen Anwendung) kommen in erster Linie zur Behandlung körperlicher Beschwerden zur Anwendung. Träufeln Sie zehn bis fünfzehn Tropfen des ausgewählten ätherischen Öls in ein großes, mit heißem Wasser gefülltes Gefäß und baden Sie Ihre Hände oder Füße etwa fünfzehn bis dreißig Minuten lang darin. Durch das heiße Wasser werden die Poren der Haut geöffnet, so daß die Substanzen leichter eindringen und die aktiven Inhaltsstoffe besser vom Blut absorbiert werden können.

Massagen werden auch zur Behandlung körperlicher Störungen angewandt. Die therapeutischen Wirkstoffe der pflanzlichen Essenz werden von der Haut resorbiert und gelangen in den Blutkreislauf, der sie dann an die Körpergewebe und -organe weiterleitet. Für die Anwendung bei der Massage werden die ätherischen Öle mit einem pflanzlichen Basis- oder Trägeröl verdünnt. Nur qualitativ hochwertige Öle von Sonnenblume, Olive oder Mandel sollten genommen werden. Da Ölmixturen leicht ranzig werden können, empfiehlt es sich, immer nur die zur Behandlung erforderliche Menge anzusetzen. Geben Sie für eine Behandlung eine Vierteltasse Pflanzenöl in eine kleinere Flasche und versetzen Sie es mit zehn bis zwölf Tropfen des gewählten ätherischen Öls. Anschließend gut schütteln.

In der folgenden Übersicht sind siebzehn ätherische Öle aufgeführt, das von jedem dieser Öle angesprochene Chakra, die chakrarelevanten Auftragepunkte sowie Indikationen zur Behandlung körperlicher und psychischer Symptome.

Basilikum *(Ocimum basicilicum)*

Chakra: Sakral *Auftragepunkt:* Schädelbasis
Psychische Indikationen: Depressionen, Melancholie.
Physische Indikationen: Lähmungserscheinungen, Erschöpfungszustände, mangelnde Blutzirkulation, Stauungen, Erkältungen.

Eukalyptus *(Eucalyptus globulus)*

Chakra: Hals *Auftragepunkt:* Schläfen
Psychische Indikationen: Scham- und Schuldgefühle; Gefühl des Verunreinigtseins, Hadern mit dem Schicksal.
Physische Indikationen: Bakterielle und virale Infektionen; Störungen der Atemwege und Halsentzündungen; Erkältungen, Grippe; Wunden und infizierte Hautverletzungen.

***Geranie** (Pelargonium odorantissimum)*

Chakra: Krone *Auftragepunkt:* Fontanelle
Psychische Indikationen: Nervöse Spannungszustände, Schlaflosigkeit, negative oder obsessive Gedanken.
Physische Indikationen: Augen- und Hautverletzungen, Hautausschlag oder -wunden; Neuralgien und Schmerzzustände.

***Immergrün/Wintergrün** (Gaultheria procumbens)*

Chakra: Nabel *Auftragepunkt:* Stirn
Psychische Indikationen: Unsicherheit auf der Gefühls- und/oder Beziehungsebene, Einsamkeit, Gefühl des Vernachlässigt- oder Vergessenseins.
Physische Indikationen: Muskel-, Gelenks- und rheumatische Schmerzen; Kopfschmerzen, Schnupfen, Nebenhöhlenentzündung (Sinusitis).

***Jasmin** (Jasminum officinale)*

Chakra: Herz *Auftragepunkt:* Brustbein
Psychische Indikationen: Hypersensibilität, Depressionen.
Physische Indikationen: Menstruationsbeschwerden und Erkrankungen der Fortpflanzungsorgane, Regelschmerz, hormonelle Störungen, Beschwerden mit den Wechseljahren.

***Kamille** (Chamomilla recutita)*

Chakra: Nabel *Auftragepunkt:* Stirn
Psychische Indikationen: Reizbarkeit, Zorn, Aufgewühltheit, Groll, Beziehungsstreß.

Physische Indikationen: Menstruationsbeschwerden und Störungen im Fortpflanzungsapparat, Periodenschmerz, Wechseljahresbeschwerden; Muskel- oder Gelenksentzündungen oder -schmerzen; Hautentzündungen oder -verletzungen wie Verbrennungen, Schürfwunden, Ausschläge.

Kampfer (Cinnamomum camphora)

Chakra: Hals *Auftragepunkt:* Schläfen
Psychische Indikationen: Harmonisierung von Yin- oder Yang-Ungleichgewichtslagen.
Physische Indikationen: Virus- und Pilzinfektionen wie Herpes, Scherpilzflechte, Fußpilz; Erkrankungen der Atemwege wie Husten, Bronchitis, Emphysem, Asthma; Schmerzen allgemeiner Art, Neuritis.

Lavendel (Lavandula vera)

Chakra: Solarplexus *Auftragepunkt:* Schädelbasis
Psychische Indikationen: Nervosität, Aufgewühltheit oder heftige Erregtheit, Wahnvorstellungen, Hang zu gedanklichen Extremen, Panik.
Physische Indikationen: Hautabschürfungen, -verletzungen und -entzündungen, Insektenstiche; Verdauungsstörungen; Migräneanfälle.

Nelke (Caryophyllus aromaticus)

Chakra: Sakral *Auftragepunkte:* Schädelbasis
Psychische Indikationen: Apathie, Lethargie, Schüchternheit.
Physische Indikationen: Zur lokalen Anwendung bei Zahnschmerzen; Verdauungsstörungen wie Dyspepsie, Blähungen, Übelkeit; mangelnde Blutzirkulation.

Neroli (Citrus aurantium)

Chakra: Sakral *Auftragepunkt:* Schädelbasis
Psychische Indikationen: Depressionen, Schockzustände, Traumata, Unfallneigung.
Physische Indikationen: Hautausschlag, -verletzungen, -infektionen, -verbrennungen; Verdauungsstörungen: Übelkeit, Dyspepsie.

Pfefferminze (Mentha piperita)

Chakra: Solarplexus *Auftragepunkt:* Schädelbasis
Psychische Indikationen: Verwirrtheit, Unentschlossenheit, mangelnde Konzentrationsfähigkeit, Grübelei, mangelnde geistige Klarheit.
Physische Indikationen: Neuralgien, Neuritis (Entzündung von Hirn- oder peripheren Nerven), Schmerzen allgemeiner Art, Kopfschmerzen, Verdauungsstörungen wie Übelkeit, Reisekrankheit.

Rose *(Rosa centifolia)*

Chakra: Krone *Auftragepunkt:* Fontanelle

Psychische Indikationen: Essensgelüste, Begierden, Zorn, Arroganz.

Physische Indikationen: Augen- und Hautentzündungen, Hautausschlag oder -verletzung, Prellungen, Bißwunden; Störungen im Fortpflanzungssystem.

Sandelholz *(Santalum album)*

Chakra: Stirn *Auftragepunkt:* Schläfen

Psychische Indikationen: Nervöse Spannungszustände, düstere Vorahnungen, Phobien, Zwanghaftigkeit, Alpträume.

Physische Indikationen: Störungen im Urinaltrakt; Atemwegsbeschwerden wie Asthma, Bronchitis; Stauungsleber und Stauungsgallenblase.

Sassafras *(Sassafras albidum)*

Chakra: Hals *Auftragepunkt:* Schläfen

Psychische Indikationen: Gehemmter oder blockierter Selbstausdruck, kreative Blockade, Verzettelung der Kräfte, mangelnde Prioritätssetzung im kreativen Ausdruck.

Physische Indikationen: Atemwegsbeschwerden; Störungen im Urinaltrakt.

Wacholder (Juniperus communis)

Chakra: Herz *Auftragepunkt:* Brustbein

Psychische Indikationen: Furcht, Zittern, Vertrauensverlust, Mutlosigkeit.

Physische Indikationen: Störungen im Urinaltrakt; systemische Toxizität, Verschlackung und Giftablagerungen im Organismus; Gicht, Arthritis, Störungen im Säurehaushalt (pH-Werte), Gewebeazidität; Hautverletzungen und -entzündungen.

Ysop (Hyssopus officinalis)

Chakra: Herz *Auftragepunkt:* Brustbein

Psychische Indikationen: Hysterie, Schockzustände, Kummer, Trauma, Trauerzustände, Verwirrtheit.

Physische Indikationen: Herzrhythmusstörungen, zu hoher oder zu niedriger Blutdruck; Hautverletzungen oder -entzündungen; Erkrankungen der Atemwege wie Erkältung, Bronchitis, Emphysem.

Zeder (Cedrus atlantica)

Chakra: Stirn *Auftragepunkt:* Schläfen

Psychische Indikationen: Verlustängste, Angst vor dem Altern, Selbstzweifel und Hader in bezug auf das eigene Image oder die äußere Erscheinung.

Physische Indikationen: Erkrankungen der Atemwege wie Husten, Bronchitis; Hautirritationen und -verletzungen wie Verbrennungen, Schürfungen, Hautausschlag, Bisse, Insektenstiche.

Farb- und Edelsteintherapie

Verschiedene Wellenlängen des Lichts nehmen wir als Farbe wahr. Die Farbwahrnehmung ergibt sich durch eine Kombination aus Frequenz (Schwingung) und Wellenlänge des Lichts. Wenngleich die Theorien über einen therapeutischen Wert von Farben oft belächelt werden, ist es eine allgemein bekannte Tatsache, daß der Mensch über Farben gewisse physische wie auch psychische Zustände erleben kann. Umgangssprachliche Wendungen wie »rot sehen« und »blau sein« bestätigen solche Assoziationen. Die Chromotherapie (Heilung mit Farben) hat zwar sehr alte Wurzeln, doch erst mit der 1933 von Dr. D. P. Ghadiali veröffentlichten Forschungsarbeit (The Spectro Chromemetry Encyclopedia) wurde die Farbtherapie in der Neuzeit wiederentdeckt. Ghadialis Theorie besagt, daß Farben chemische Potenzierungen auf höheren Schwingungsoktaven sind. Mit wissenschaftlichen Methoden untersuchte und erklärte er die therapeutischen Wirkungen des Spektrums. Seinen Theorien zufolge ist die therapeutische Wirkung der Farben ein Effekt von Licht und Schwingung.

In gewisser Weise sind auch Edelsteine eine verfestigte Form farbigen Lichts und wirken als Reflektoren spezifischer Lichtwellenlängen. Wenn weißes Licht in einen Edelstein eindringt und ihn durchflutet, wird dieses Licht von der Struktur und chemischen Zusammensetzung des Steins beeinflußt. Das Lichtband wird aufgebrochen, und je nach Beschaffenheit des Steins werden bestimmte Teile des Spektrums absorbiert und die anderen reflektiert. Das menschliche Auge nimmt diese reflektierten Lichtbänder als Farbe wahr. Da Farben ebenso wie Edelsteine spezifische Lichtbänder und Schwingungen des

Spektrums abgeben, treten beide in der therapeutischen Anwendung als Verbündete auf.

Farben können in folgender Form therapeutisch eingesetzt werden:

1) *Visualisierung:* Die benötigte Farbe wird visualisiert, auch als eingeatmet und alle Körperzellen und -gewebe durchflutend.
2) *Solarisiertes Licht:* Das betroffene Areal oder Chakrazentrum wird mit farbgefiltertem Sonnenlicht bestrahlt. Als Filtermaterialien kommen synthetische Gele oder auch Glas zum Einsatz.
3) *Solarisiertes Wasser:* In einem geeigneten Behälter aus farbigem Glas wird reines Wasser eine halbe Stunde lang der Sonne ausgesetzt und als Schwingungsarznei eingenommen.[19]

Edelsteine müssen vor dem Gebrauch sorgfältig gereinigt und für die Heilung aufbereitet werden. Bei der Suche oder beim Kauf von Steinen für Heilzwecke spielt die Größe keine Rolle. Größere Steine sind nicht unbedingt bessere oder potentere Heilbringer. Wählen Sie farblich und qualitativ gute und möglichst reine Steine aus, und meiden Sie geschnittene, facettierte oder durchbohrte Exemplare. Mechanisch polierte Steine sind gut geeignet (ausgenommen der Bergkristall, der immer in ungeschliffener und unpolierter Form benutzt werden muß).

Haben Sie einen Stein gefunden, den Sie bei der Heilung einsetzen möchten, so waschen Sie ihn zunächst in klarem Quell-

[19] Zur weiterführenden Lektüre über die Behandlung mit Farben siehe Alex Jones, *Seven Mansions of Color* (Marina del Rey, CA: DeVorss, 1977), Seiten 123–124; oder Frank Don, *Color Your World* (Rochester, VT: Inner Traditions, 1987), Seiten 147–174.

wasser oder im Wasser eines Baches, Flusses, Stroms oder Brunnens. Setzen Sie ihn anschließend sieben aufeinanderfolgende Tage der prallen Sonne aus und packen Sie ihn allabendlich nach der Bestrahlung sorgfältig ein. Nachdem der Stein gewaschen und mit Sonnenlicht aufgeladen, also solarisiert ist, eignet er sich für Heilzwecke. Solche Steine sollten Sie nicht zur Zierde oder als Schmuckstück mit sich herumtragen, sondern sie zwischen den Heilanwendungen stets von anderen Gegenständen getrennt in einem Karton oder Beutel aufbewahren.

Wann immer ein Stein für Heilzwecke benutzt wird, muß er zuvor in Meersalz gereinigt oder neutralisiert werden, bevor er erneut zum Einsatz kommt. Dazu wird der Stein mindestens eine halbe Stunde lang in eine Schüssel mit trockenem Meersalz gelegt. Bei der Heilung mit Edelsteinen sollten die Behandlungen in Abständen von mindestens sieben Tagen erfolgen.

Zur Edelsteintherapie sollte der Patient immer mit dem Kopf in nördlicher oder östlicher Richtung weisend auf dem Rücken liegen. Der heilende Stein wird in seine linke Hand gegeben. Dann benutzt der Heiler Quarzkristalle, um die Schwingungseffizienz des Therapiesteines zu verstärken: Quarzkristalle besitzen eine meßbare piezoelektrische Pulsation, die die Polaritätsenergie verstärkt. Jeder Kristall ist außerdem elektrisch ausgerichtet, wobei Energie von der Matrix zur Spitze fließt (siehe Abbildung 34). Aus diesem Grund müssen sowohl die Kristalle als auch die Hände des Heilers korrekt positioniert sein, um eine Polaritätsverstärkung zu bewirken.

Sollen Kristalle die Schwingung des Therapiesteins verstärken, legt der Heiler einen Kristall auf die linke Fußsohle des Patienten – mit der Spitze zur Ferse – und hält ihn dort mit der rechten Hand fest. Der andere Kristall wird auf der rechten Fußsohle des Patienten plaziert – mit der Spitze zu den Zehen –, und der

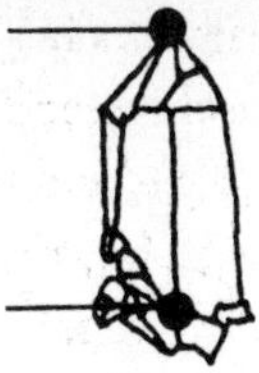

Abbildung 34: Ein typischer Quarzkristall. (A) zeigt die Spitze und (B) die Matrix.

Heiler hält ihn mit der linken Hand fest. (Abbildung 35 illustriert die korrekte Plazierung und Ausrichtung der Steine auf den Fußsohlen, und auf Abbildung 36 ist die Position des Heilers zum Patienten veranschaulicht.) Die Kristalle werden so lange an Ort und Stelle belassen, bis eine gleichmäßige Temperatur und ein synchrones Pulsen in beiden Füßen spürbar wird, ähnlich wie es bei der Harmonisierung der Polaritätstherapiepunkte geschieht. Die gleichmäßige Pulsation zeigt an, daß die Schwingungsaufnahme aus dem Therapiestein beendet ist. Nach der Behandlung werden alle Steine in das Meersalz gelegt, um sie für eine weitere Behandlung zu reinigen.

Eine wichtige Anmerkung hierzu: Während einer Edelsteintherapie zur Verstärkung der Schwingungseffizienz und des Polaritätsausgleichs nimmt der Patient häufig ganz andere, bisweilen sogar entgegengesetzte Dinge wahr als der Heiler. Hat

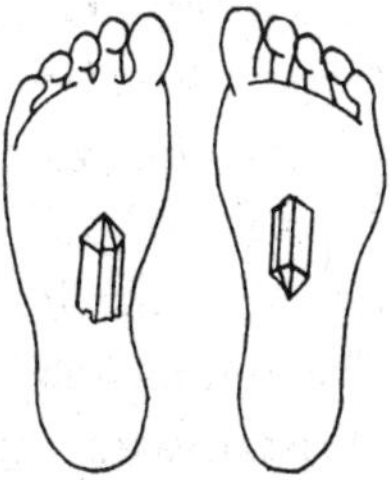

Abbildung 35

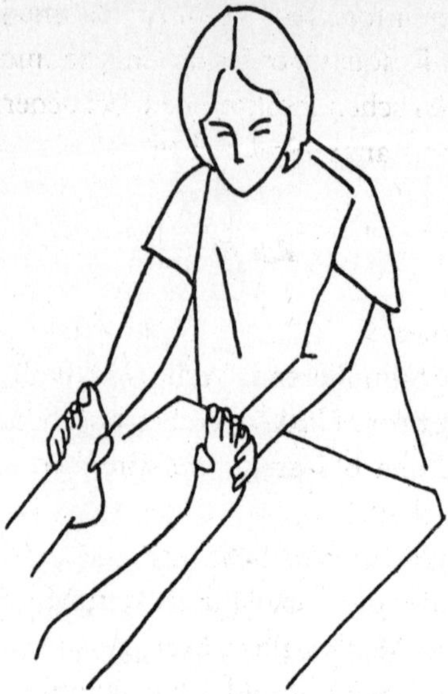

Abbildung 36

der Therapeut beispielsweise den Therapiestein in die linke Hand seines Patienten und die Kristalle auf dessen Fußsohlen gelegt, registriert er womöglich ein deutliches Empfinden von Kälte am linken Fuß des Behandelten, während sich der rechte Fuß warm anfühlt. Der Patient hingegen nimmt es vielleicht umgekehrt wahr: Der linke Fuß fühlt sich warm an, während der rechte kalt zu sein scheint. Der Grund dafür liegt in der Überkreuzlage der Gehirnhemisphären zwischen Heiler und Patient. Dies ist völlig normal und kein Zeichen dafür, daß etwas im Behandlungsablauf nicht stimmen würde.
Die Farb- und Edelsteintherapie sind Behandlungsmöglichkeiten, die uns zur Verfügung stehen, wenn ein Ungleichgewicht (im Chakra) festgestellt wurde. Der nachfolgende Farb- und

Edelsteinführer informiert Sie über das mit jeder Farbe und jedem Stein in Resonanz tretende Chakra und über die physischen und psychischen Indikationen, bei denen eine Farb- oder Edelsteintherapie angezeigt erscheint.

Rot (436,7)*

Edelstein: Karneol *Chakra:* Sakral

Eigenschaften: Stimulierend. Verbessert die Blut- und Muskelqualität; baut rote Blutkörperchen auf; hebt die Körpertemperatur und den Blutdruck an; stimuliert und normalisiert den Blutkreislauf.

Psychische Indikationen: Schüchternheit, Scheu, Gefühl des Versagens oder der Unzulänglichkeit, Minderwertigkeitsgefühl, Apathie, Mutlosigkeit, Märtyrertum, Opfertum, geringer Selbstwert, Schuld- und Schamgefühle.

Physische Indikationen: Anämie, niedriger Blutdruck, Muskelschwäche, Lähmung oder Atrophie, Lethargie, funktionelle Kreislaufstörungen, schwache Stimme.

Orange (473,6)

Edelstein: Bernstein *Chakra:* Nabel

Eigenschaften: Auswurffördernd, krampflösend, menstruationsfördernd.

Psychische Indikationen: Emotionaler Streß und Beziehungsstreß, Groll, Abwehrhaltung, Eifersucht, Neid, Verbitterung, Besitzgier, Furcht vor dem Altern und dem Verlassenwerden, Verlustängste allgemeiner Art.

---

* Billionen Vibrationen pro Sekunde

Physische Indikationen: Atemwegsstörungen wie Asthma, Bronchitis, Emphysem, Erkältung; Muskelspasmen und -verkrampfungen; Menstruationsbeschwerden und -krämpfe; Wechseljahresbeschwerden, Hormonstörungen.

Gelb (510,5)

Edelstein: Jade *Chakra:* Solarplexus
Eigenschaften: Nephritisch (gut bei Nierenentzündungen), harntreibend, verdauungsfördernd.
Psychische Indikationen: Probleme mit der Entscheidungsfindung, Konzentrationsschwäche, Grübelei, Unaufmerksamkeit, Gedächtnislücken, Informationsüberlastung, Streitlust (geistig oder verbal), obsessives Denken, Voreingenommenheit, Befangenheit, geistige Starre und Unbeugsamkeit.
Physische Indikationen: Störungen im Verdauungstrakt (Dyspepsie, Divertikulitis, Kolitis, Gastritis u. a.); Störungen im Urinaltrakt wie Harnblasenentzündung; Nasennebenhöhlen- und allergieähnliche Überempfindlichkeiten; Hautstörungen; Unregelmäßigkeiten im Blutzuckerspiegel und Bauchspeicheldrüsenstörungen wie Diabetes.

Grün (584,3)

Edelstein: Türkis *Chakra:* Herz
Eigenschaften: Alternativ das Herz unterstützend.
Psychische Indikationen: Vorübergehende Desorientiertheit, Abgetrenntheit.
Physische Indikationen: Zur Normalisierung der Herztätigkeit, bei Herzrhythmusstörungen oder Herzschwäche, Herzklopfen, Cholesterinablagerungen, hohem Blutdruck, syste-

mischer Toxizität, Blutvergiftung, Gewebeazidität oder pH-Störungen.

Blau (658,0)

Edelstein: Obsidian *Chakra:* Hals
Eigenschaften: schweißtreibend, antiseptisch.
Psychische Indikationen: Verborgener oder unterdrückter Kummer, Trauer, Verlust, emotionale Schmerzen und Verwundungen.
Physische Indikationen: Fieber, Schmerzzustände, Infektionen, Verbrennungen, Wunden, Verletzungen, Schwellungen.

Indigo (694,9)

Edelstein: Aquamarin *Chakra:* Stirn
Eigenschaften: nervenberuhigend/-stärkend, demulzent, sanft beruhigend.
Psychische Indikationen: Nervöse Aufgewühltheit, Hysterie, Alpträume, Wahnvorstellungen.
Physische Indikationen: Sucht und Abhängigkeit, nervöse Erschöpfungszustände, Schlaflosigkeit, Ruhelosigkeit; sensorische Störungen; Stottern; Hör- und Sehprobleme wie beispielsweise Glaukom, grauer Star, Taubheit, Gleichgewichtsstörungen.

Violett (731,8)

Edelstein: Amethyst *Chakra:* Krone
Eigenschaften: Sedativ (beruhigend), wirkt auf die Lymphe und den Eiweißabbau.

Psychische Indikationen: Sucht und Abhängigkeit, Pessimismus, Gefühl der Besessenheit oder Fremdbestimmtheit, Alpträume, Hysterie, Seelenqual, emotionales Leid.

Physische Indikationen: Essensgelüste und Begierden, Ungezügeltheit (Nahrung, Alkohol, Verhalten), hysterische Anfälle, Schlaflosigkeit, Nervenentzündungen, Neuralgien, Kopfschmerzen, Ablagerungen im Gewebe oder Blut, Zysten, Tumore, Lymphgefäßschwäche oder -stauung.

Die Homöopathie

Der Begriff Homöopathie ist dem Griechischen *homoios* (ähnlich) und *pathos* (Leiden) entlehnt. Die homöopathische Heilkunde wurde vor etwa zweihundert Jahren von Dr. Samuel Hahnemann ins Leben gerufen und gründet auf der Theorie, daß sich »Ähnliches mit Ähnlichem« behandeln läßt. Nach Hahnemann können Substanzen, die in größeren Mengen bei gesunden Menschen bestimmte Reaktionen hervorrufen, zur Linderung ähnlicher Krankheitszustände eingesetzt werden, wenn sie in minimaler Dosierung verabreicht werden. Viele der bahnbrechenden Heilverfahren in der letzten Hälfte dieses Jahrhunderts basieren auf dem gleichen Ansatz – der Theorie, durch Impfung Immunität zu erzeugen.

In der Homöopathie wird großer Wert auf eine ganzheitliche Behandlung des Menschen gelegt. Neben den physischen Anzeichen und Symptomen sind auch die jeweiligen Glaubenssätze, Geisteshaltungen und Emotionen einer Person zu betrachten. Bei diesem Heilverfahren geht es um die Stimulierung der körpereigenen Abwehrkräfte und nicht um eine Unterdrückung der Symptome. Die Wiederherstellung eines funktionierenden Ganzen im physischen wie psychischen Sinne ist das Ziel in der Homöopathie. Die moderne Wissenschaft ist sich in zunehmendem Maße der engen Verbindung zwischen Streß und physischer Krankheit bewußt. Einige Forscher schätzen, daß 90 % aller körperlichen Beschwerden psychische Hintergründe oder Ursachen haben oder durch Anspannung, Furcht und Angstzustände zumindest begünstigt wurden. Bei erfolgreicher homöopathischer Behandlung treten die verletzten Aspekte der Persönlichkeit nach und nach zutage. Da diese Therapieform ein Trauma an die Oberfläche bringt, anstatt es zu unterdrücken, eignet sie sich ausgesprochen gut zur Unterstützung der Psychotherapie, denn sie hilft dem Menschen, seine Gefühle zu erkennen und direkt zum Ausdruck zu bringen. Wenn emotionale oder psychische Probleme die Ursache einer Chakra- oder Meridianstörung sind oder eine solche ständig reaktivieren, erweisen sich homöopathische Mittel als außerordentlich nützlich, um derartige Konflikte zu bewältigen und aufzulösen. Ähnliches gilt für die Bach-Blüten.

Die Heilmittel werden als Tropfen, Globuli (kleine Zuckerkügelchen) oder Tabletten hergestellt und vertrieben. Je nach der gewählten Darreichungsform besteht eine Dosis aus einem Tropfen Flüssigkeit oder ein bis drei Tabletten. Die Mittel sind in Potenzierungen von D 3 bis D 30 erhältlich. (Höhere Potenzen werden zwar hergestellt, sind aber für den Laien oder Anfänger nicht empfehlenswert.) Ganz allgemein kann gesagt werden, daß die höheren Potenzierungen (D 30) eine schnellere und tiefergehende Wirkung erzeugen als die niedrigen (D 3).

Homöopathische Mittel sollten direkt unter die Zunge gelegt beziehungsweise geträufelt und dort bis zur Auflösung belassen werden. Es ist darauf zu achten, daß die Mittel während des Gebrauchs nicht bakteriell verunreinigt werden. Wenn Sie die Flüssigform gewählt haben, vermeiden Sie es, den Tropfer an Zunge, Mund oder Finger zu bringen. Füllen Sie keine Tablette, die Sie einmal angefaßt oder berührt haben, wieder zurück in die Arzneiflasche.

Bach-Blüten werden als Essenz angeboten und müssen vor dem Gebrauch verdünnt werden (3–5 Tropfen mit 20 ml Wasser). Die Einnahmedosis beträgt 3 Tropfen der verdünnten Essenz.

Die Reaktionszeit und -intensität ist bei jedem Menschen anders. Die Mittel sind selbstanpassend, das heißt, sie reagieren in Übereinstimmung mit dem individuellen Bedarf. Nachstehend ein paar Hinweise zur Behandlung mit homöopathischen Heilmitteln:[20]

1. Je ausgeprägter die Symptome oder Anzeichen, desto häufiger sollte das Mittel genommen werden. In leichten Fällen sind drei bis vier Dosen täglich angezeigt. In extremeren Fällen kann die Einnahme häufiger, bis zum viertelstündlichen Rhythmus wiederholt werden.
2. Die Behandlung sollte mindestens über drei Tage hinweg fortgesetzt werden. Geben Sie dem Mittel Zeit, seine Wirkung zu entfalten. Manchmal erfolgt die Reaktion mit einer gewissen Verzögerung.
3. Nehmen Sie jeweils nur ein Mittel zur selben Zeit. Es können zwar mehrere Heilsubstanzen in einer Behandlung kombiniert werden, aber es ist besser, jedes Präparat einzeln zu nehmen, denn nur so lassen sich Wechselwirkungen oder Problemüberkreuzungen der einzelnen Mittel ausschalten.

---

[20] Stephen Cummings und Dana Ullman, *Everybody's Guide to Homeopathic Medicines* (Los Angeles: Jeremy Tarcher, 1984), Seiten 43–44.

Dem Therapeuten fällt bei der Behandlung eine ganz wichtige Aufgabe zu: Er muß die gesunden und positiven Aspekte der Persönlichkeit seines Klienten fördern und eine offene, nicht wertende Haltung einnehmen. Er sollte den Patienten animieren, während der medikamentösen Anwendung ein Tagebuch zu führen, das die homöopathische Behandlung effektiv unterstützen kann, wenn sich der Patient täglich kurze Notizen über seine Gefühle und Empfindungen während der Behandlung macht.

In Tabelle 4 auf den Seiten 160 – 166 sind verschiedene Heilmittel für häufig auftretende psychische Probleme und Konflikte und in der Tabelle 5 auf den Seiten 167 – 170 bestimmte physische Erscheinungsbilder aufgeführt. Ein kurzes psychisches Profil der einzelnen Arzneien finden Sie im Anschluß an die Tabellen von Seite 171 bis 183. Wenn aufgrund der Chakra- oder Meridianstörung die Verabreichung eines Homöopathikums angezeigt erscheint, sollten Sie das Profil des Mittels sorgfältig studieren, um herauszufinden, ob das jeweilige Präparat eine geeignete Therapiemöglichkeit darstellt.

Homöopathische Heilmittel und Bachblüten sind in Apotheken erhältlich, und ätherische Öle können im Bio- oder Naturkostladen sowie über den einschlägigen Versandhandel bezogen werden.

In diesem Buch sind die homöopathischen Mittel zuerst unter ihrem deutschen Namen und dann in Klammern mit der lateinischen Bezeichnung aufgeführt.

Tabelle 4:
Psychische Erscheinungsbilder und die passenden Mittel

	Edelsteine & Farben							Homöopathische Mittel																	Aromatherapie							
Psychischer Zustand	Karneol/Rot	Bernstein/Orange	Jade/Gelb	Türkis/Grün	Obsidian/Blau	Aquamarin/Indigo	Amethyst/Violett	Königskerze/Nachtschatten	Wilde Rose/Nieswurz	Gelbe Weide/Scharfer Rittersporn	Stechpalme/Kamille	Malve/Jasmin	Johanniskraut/Lebensbaum	Rosmarin/ Bärlapp	Eisenkraut/Stechapfel	Helmkraut/Anemone	Weißdorn/Ignatia	Schwarzwurz/Gemswurz	Walnuß/Bärlapp	Wilder Hafer/Kuhschelle	Schafgarbe/Malakkanuß	Kiefer/Brechnuß	Holzapfel/Giftsumach	Ysop/Eisenhut	Nelke	Kamille	Lavendel	Jasmin	Eukalyptus	Sandelholz	Rose	Geranie
Abwehr-/Verteidigungshaltung		●								●	●				●											●						
Aggression					●		●	●							●											●						
Alpträume		●				●							●								●			●						●		●
Angst			●			●							●	●				●			●						●			●	●	●
Angst, allgemein	●								●				●								●			●						●		●
– Verlustängste		●									●	●	●				●													●		●
– Versagensängste	●								●	●			●																	●		
– Todesangst	●												●								●			●						●		●
– Angst vor dem Altern		●										●	●															●		●		
– Angst vor Verpflichtung			●										●			●				●										●		
– Angst vor Zurückweisung	●	●								●	●	●	●																	●		
– Angst vor dem Verlassenwerden		●									●	●	●															●		●		
Apathie	●								●																●							

Tabelle 4:
Psychische Erscheinungsbilder und die passenden Mittel

	Edelsteine & Farben							Homöopathische Mittel																	Aromatherapie							
Psychischer Zustand	Karneol/Rot	Bernstein/Orange	Jade/Gelb	Türkis/Grün	Obsidian/Blau	Aquamarin/Indigo	Amethyst/Violett	Königskerze/Nachtschatten	Wilde Rose/Nieswurz	Gelbe Weide/Scharfer Rittersporn	Stechpalme/Kamille	Malve/Jasmin	Johanniskraut/Lebensbaum	Rosmarin/ Bärlapp	Eisenkraut/Stechapfel	Helmkraut/Anemone	Weißdorn/Ignatia	Schwarzwurz/Gemswurz	Walnuß/Bärlapp	Wilder Hafer/Kuhschelle	Schafgarbe/Malakkanuß	Kiefer/Brechnuß	Holzapfel/Giftsumach	Ysop/Eisenhut	Nelke	Kamille	Lavendel	Jasmin	Eukalyptus	Sandelholz	Rose	Geranie
Argwohn		●									●															●	●					
Arroganz						●		●							●																●	
Aufgewühltheit			●	●				●			●			●												●						
Befangenheit/Unsicherheit	●											●											●					●				
Besessenheit			●				●						●								●						●			●		●
Besitzgier		●									●															●						
Depression	●				●				●	●			●				●				●				●			●		●		●
Desorientiertheit				●													●							●								●
Eifersucht		●									●															●						
Einsamkeit		●						●		●		●	●				●											●				
Engstirnigkeit			●					●							●												●					
Enttäuschung	●							●		●																●						
Feindseligkeit		●								●	●															●						
Gebrochenes Herz				●	●												●	●										●				

Tabelle 4:
Psychische Erscheinungsbilder und die passenden Mittel

	Edelsteine & Farben							Homöopathische Mittel																	Aromatherapie							
Psychischer Zustand	Karneol/Rot	Bernstein/Orange	Jade/Gelb	Türkis/Grün	Obsidian/Blau	Aquamarin/Indigo	Amethyst/Violett	Königskerze/Nachtschatten	Wilde Rose/Nieswurz	Gelbe Weide/Scharfer Rittersporn	Stechpalme/Kamille	Malve/Jasmin	Johanniskraut/Lebensbaum	Rosmarin/ Bärlapp	Eisenkraut/Stechapfel	Helmkraut/Anemone	Weißdorn/Ignatia	Schwarzwurz/Gemswurz	Walnuß/Bärlapp	Wilder Hafer/Kuhschelle	Schafgarbe/Malakkanuß	Kiefer/Brechnuß	Holzapfel/Giftsumach	Ysop/Eisenhut	Nelke	Kamille	Lavendel	Jasmin	Eukalyptus	Sandelholz	Rose	Geranie
Gedächtnisverlust			●											●	●									●			●					
Gefühl der Vernachlässigung		●								●	●															●		●				
Gleichgültigkeit	●								●								●								●							
Groll		●								●	●															●					●	
Grübelei			●											●		●											●					
Halluzinationen			●			●	●						●								●									●		●
Haß		●									●															●						
Hoffnungslosigkeit	●			●	●								●				●				●									●		●
Hyperaktivität				●															●	●							●					
Hysterie	●						●						●								●			●						●		●
Identitätskrise	●																		●	●					●							
Impulsivität			●					●							●											●	●					
Intoleranz			●					●							●											●	●					
Irrationalität				●																				●				●				●

Tabelle 4:
Psychische Erscheinungsbilder und die passenden Mittel

Psychischer Zustand	Edelsteine & Farben							Homöopathische Mittel																	Aromatherapie							
	Karneol/Rot	Bernstein/Orange	Jade/Gelb	Türkis/Grün	Obsidian/Blau	Aquamarin/Indigo	Amethyst/Violett	Königskerze/Nachtschatten	Wilde Rose/Nieswurz	Gelbe Weide/Scharfer Rittersporn	Stechpalme/Kamille	Malve/Jasmin	Johanniskraut/Lebensbaum	Rosmarin/ Bärlapp	Eisenkraut/Stechapfel	Helmkraut/Anemone	Weißdorn/Ignatia	Schwarzwurz/Gemswurz	Walnuß/Bärlapp	Wilder Hafer/Kuhschelle	Schafgarbe/Malakkanuß	Kiefer/Brechnuß	Holzapfel/Giftsumach	Ysop/Eisenhut	Nelke	Kamille	Lavendel	Jasmin	Eukalyptus	Sandelholz	Rose	Geranie
Klaustrophobie	●												●								●									●		●
Konzentrationsschwäche			●											●													●					
Kritiksucht			●					●		●	●				●											●					●	
Kummer	●				●												●	●						●				●				●
Lethargie	●								●								●								●							
Märtyrertum	●								●								●								●							
Minderwertigkeitsgefühl	●								●			●	●										●		●							
Mutlosigkeit	●								●	●							●	●												●		●
Neid		●									●															●						
Nörgelei		●								●	●															●						
Opferhaltung	●								●														●		●				●			
Panik	●	●		●									●					●			●			●						●		
Paranoia			●											●							●						●			●		●
Phobien		●	●				●						●	●							●						●			●		●

Tabelle 4: **Psychische Erscheinungsbilder und die passenden Mittel**

	Psychischer Zustand	Rache	Reizbarkeit	Rückzug	Scham	Schock/Trauma	Schüchternheit	Schuldgefühle	Schwaches Selbstbild	Selbstbezogenheit	Selbstgerechtigkeit	Selbstmitleid	Selbstvorwurf	Selbstzweifel	Sorge
Edelsteine & Farben	Karneol/Rot			●	●	●	●	●	●	●		●			
	Bernstein/Orange	●	●												
	Jade/Gelb										●		●	●	●
	Türkis/Grün											●			
	Obsidian/Blau					●									
	Aquamarin/Indigo														
	Amethyst/Violett														
Homöopathische Mittel	Königskerze/Nachtschatten		●							●					
	Wilde Rose/Nieswurz			●			●		●						
	Gelbe Weide/Scharfer Rittersporn			●						●		●			
	Stechpalme/Kamille	●	●							●					
	Malve/Jasmin						●								
	Johanniskraut/Lebensbaum					●		●							
	Rosmarin/ Bärlapp									●					●
	Eisenkraut/Stechapfel										●				
	Helmkraut/Anemone												●	●	●
	Weißdorn/Ignatia			●											
	Schwarzwurz/Gemswurz														●
	Walnuß/Bärlapp														
	Wilder Hafer/Kuhschelle														
	Schafgarbe/Malakkanuß														
	Kiefer/Brechnuß				●			●					●		
	Holzapfel/Giftsumach				●		●	●	●				●		
	Ysop/Eisenhut					●									
Aromatherapie	Nelke			●					●						
	Kamille	●	●							●					
	Lavendel									●	●				●
	Jasmin						●	●	●			●			
	Eukalyptus				●										
	Sandelholz					●									
	Rose							●							
	Geranie														

Tabelle 4:
Psychische Erscheinungsbilder und die passenden Mittel

	Edelsteine & Farben							Homöopathische Mittel																	Aromatherapie							
Psychischer Zustand	Karneol/Rot	Bernstein/Orange	Jade/Gelb	Türkis/Grün	Obsidian/Blau	Aquamarin/Indigo	Amethyst/Violett	Königskerze/Nachtschatten	Wilde Rose/Nieswurz	Gelbe Weide/Scharfer Rittersporn	Stechpalme/Kamille	Malve/Jasmin	Johanniskraut/Lebensbaum	Rosmarin/ Bärlapp	Eisenkraut/Stechapfel	Helmkraut/Anemone	Weißdorn/Ignatia	Schwarzwurz/Gemswurz	Walnuß/Bärlapp	Wilder Hafer/Kuhschelle	Schafgarbe/Malakkanuß	Kiefer/Brechnuß	Holzapfel/Giftsumach	Ysop/Eisenhut	Nelke	Kamille	Lavendel	Jasmin	Eukalyptus	Sandelholz	Rose	Geranie
Stimmungsschwankungen				●														●									●					
Streitlust		●	●								●				●											●					●	
Sucht						●	●									●			●				●								●	
Tagträumerei			●						●					●		●									●							
Überheblichkeit			●												●											●	●					
Unbeugsamkeit/Starre			●												●												●					
Unentschlossenheit			●													●											●					
Ungeduld			●					●							●											●	●					
Ungewißheit	●	●	●													●			●	●												
Verbitterung		●								●	●															●						
Verfolgungswahn		●								●	●															●						
Vertrauensverlust	●				●								●				●				●							●				
Verwirrtheit			●											●		●											●					
Verzweiflung	●				●								●				●				●							●		●		●

Tabelle 4:
Psychische Erscheinungsbilder und die passenden Mittel

	Edelsteine & Farben							Homöopathische Mittel																	Aromatherapie							
Psychischer Zustand	Karneol/Rot	Bernstein/Orange	Jade/Gelb	Türkis/Grün	Obsidian/Blau	Aquamarin/Indigo	Amethyst/Violett	Königskerze/Nachtschatten	Wilde Rose/Nieswurz	Gelbe Weide/Scharfer Rittersporn	Stechpalme/Kamille	Malve/Jasmin	Johanniskraut/Lebensbaum	Rosmarin/ Bärlapp	Eisenkraut/Stechapfel	Helmkraut/Anemone	Weißdorn/Ignatia	Schwarzwurz/Gemswurz	Walnuß/Bärlapp	Wilder Hafer/Kuhschelle	Schafgarbe/Malakkanuß	Kiefer/Brechnuß	Holzapfel/Giftsumach	Ysop/Eisenhut	Nelke	Kamille	Lavendel	Jasmin	Eukalyptus	Sandelholz	Rose	Geranie
Voreingenommenheit			●					●							●											●	●					
Zaudern			●													●											●					
Zerstreutheit			●													●											●					
Zorn		●			●			●		●	●															●					●	
Zwanghaftigkeit		●											●								●									●		
Zwangsvorstellungen		●	●				●						●								●						●			●		●
Zweifel	●											●				●	●											●				
Zynismus	●	●								●	●															●					●	

Tabelle 5: **Psychische Erscheinungsbilder und die passenden Mittel**	Edelsteine & Farben							Mineralien/Vitamine							Ätherische Öle											Chakra						
Symptom	Karneol/Rot	Bernstein/Orange	Jade/Gelb	Türkis/Grün	Obsidian/Blau	Aquamarin/Indigo	Amethyst/Violett	Eisen/Vitamin E	Kalzium/Vitamin-B-Komplex	Silizium/Vitamin A	Kalium/Vitamin C	Jod/Vitamin K	Magnesium/Vitamin-B-Komplex	Lithium/Vitamin D	Nelke	Geranie	Pfefferminze	Lavendel	Jasmin	Eukalyptus	Sandelholz	Rose	Basilikum	Wacholder	Zeder	Sakral	Nabel	Solarplexus	Herz	Hals	Stirn	Krone
Acidose (Übersäuerung des Blutes)				●							●													●					●			
Allgemeine Entgiftung				●							●							●						●					●			
Anämie	●							●							●								●			●						
Arthritis		●		●					●		●													●			●		●			
Asthma		●							●											●	●			●			●					
Atemwegsbeschwerden		●						●	●	●	●									●	●				●		●					
Augenleiden						●	●	●	●	●	●		●			●						●									●	
Beschwerden im Urinaltrakt			●					●		●	●										●			●				●				
Blasenleiden			●							●	●										●			●				●				
Blutdruck, zu hoch oder zu niedrig				●				●			●						●	●	●					●				●				
Blutvergiftung				●							●													●				●				
Blutzucker			●							●									●									●				

Tabelle 5:
Psychische Erscheinungsbilder und die passenden Mittel

	Edelsteine & Farben							Mineralien/Vitamine							Ätherische Öle											Chakra						
Symptom	Karneol/Rot	Bernstein/Orange	Jade/Gelb	Türkis/Grün	Obsidian/Blau	Aquamarin/Indigo	Amethyst/Violett	Eisen/Vitamin E	Kalzium/Vitamin-B-Komplex	Silizium/Vitamin A	Kalium/Vitamin C	Jod/Vitamin K	Magnesium/Vitamin-B-Komplex	Lithium/Vitamin D	Nelke	Geranie	Pfefferminze	Lavendel	Jasmin	Eukalyptus	Sandelholz	Rose	Basilikum	Wacholder	Zeder	Sakral	Nabel	Solarplexus	Herz	Hals	Stirn	Krone
Bronchialleiden		●							●											●	●				●		●					
Cholesterinspiegel				●				●			●													●					●			
Ekzeme			●					●		●	●					●		●			●	●			●			●				
Epilepsie		●							●								●										●					
Erkältung, Grippe					●						●						●			●										●		
Erschöpfung	●							●	●	●	●				●								●			●						
Fieber					●						●						●			●										●		
Gehörverlust						●	●															●			●						●	
Halsprobleme					●			●		●	●							●		●	●				●					●		
Hautstörungen			●					●		●	●					●		●				●			●			●				
Herpes					●											●	●			●		●								●		
Herzbeschwerden				●				●			●						●	●	●					●					●			
Hormonstörungen		●						●	●	●	●					●			●								●					

Tabelle 5:
Psychische Erscheinungsbilder und die passenden Mittel

	Edelsteine & Farben							Mineralien/Vitamine							Ätherische Öle											Chakra						
Symptom	Karneol/Rot	Bernstein/Orange	Jade/Gelb	Türkis/Grün	Obsidian/Blau	Aquamarin/Indigo	Amethyst/Violett	Eisen/Vitamin E	Kalzium/Vitamin-B-Komplex	Silizium/Vitamin A	Kalium/Vitamin C	Jod/Vitamin K	Magnesium/Vitamin-B-Komplex	Lithium/Vitamin D	Nelke	Geranie	Pfefferminze	Lavendel	Jasmin	Eukalyptus	Sandelholz	Rose	Basilikum	Wacholder	Zeder	Sakral	Nabel	Solarplexus	Herz	Hals	Stirn	Krone
Immunschwäche					●		●	●	●	●	●	●	●	●		●				●		●	●			●				●		●
Infektionen					●			●	●	●	●	●	●	●				●		●				●						●		
Kopfschmerz					●								●		●		●	●					●			●				●		
Leberleiden		●									●		●								●			●			●					
Lungenleiden		●						●	●	●	●									●	●				●		●					
Lymphstauung	●							●	●	●	●	●	●		●							●	●	●		●				●		●
Menopause	●	●						●	●	●	●	●	●	●		●			●							●	●					
Muskelverletzung					●			●	●	●	●						●	●												●		
Nebenhöhlenleiden			●						●	●	●		●				●	●						●				●				
Neuritis							●		●					●		●	●				●											●
Regelbeschwerden		●						●	●				●			●			●								●					
Schlaflosigkeit			●				●	●	●	●			●	●		●	●	●			●							●				●
Stottern						●	●						●	●						●				●							●	

Tabelle 5: **Psychische Erscheinungsbilder und die passenden Mittel**

	Edelsteine & Farben							Mineralien/Vitamine							Ätherische Öle											Chakra						
Symptom	Karneol/Rot	Bernstein/Orange	Jade/Gelb	Türkis/Grün	Obsidian/Blau	Aquamarin/Indigo	Amethyst/Violett	Eisen/Vitamin E	Kalzium/Vitamin-B-Komplex	Silizium/Vitamin A	Kalium/Vitamin C	Jod/Vitamin K	Magnesium/Vitamin-B-Komplex	Lithium/Vitamin D	Nelke	Geranie	Pfefferminze	Lavendel	Jasmin	Eukalyptus	Sandelholz	Rose	Basilikum	Wacholder	Zeder	Sakral	Nabel	Solarplexus	Herz	Hals	Stirn	Krone
Sucht						●	●						●	●								●									●	●
Übergewicht	●						●								●					●			●			●						●
Verbrennungen					●			●	●	●	●	●				●		●			●	●			●					●		
Verdauungsstörungen			●					●		●	●				●		●						●					●				
Virusinfektionen					●						●						●	●		●	●			●						●		
Wunden					●			●		●	●					●		●	●		●	●			●					●		

Scham und Schuld

Giftsumach *(Rhus toxicodendron)*
Ähnlich wie Holzapfel, unterstützt Giftsumach Reinigungs- und Entgiftungsprozesse und läßt Erinnerungen an eigene mit Abscheu und Scham erfüllte Erfahrungen verblassen. Er hilft auch jenen, die sich wegen ihrer äußerlichen Erscheinung schämen oder mit ihr hadern, insbesondere wenn körperliche Verunstaltungen, Mißbildungen oder Schönheitsfehler das Selbstbild und Selbstvertrauen in Mitleidenschaft gezogen haben.

Holzapfel *(Malus coronaria)*
Holzapfel eignet sich bei einem Gefühl des Verunreinigtseins oder der Scham und einem schwachen Selbstbild. Es hilft insbesondere jenen, die schikaniert, gequält oder mißbraucht wurden, und fördert die Auflösung von Überresten alten Schmerzes und Ekels. Mit diesem Mittel wird die Reinigung und Befreiung von Toxinen auf allen Ebenen – der physischen, mentalen und emotionalen – intensiviert. Bei der Aufgabe von schlechten Gewohnheiten oder Schuldgefühlen und unliebsamen Erinnerungen hat sich das Präparat als außerordentlich hilfreich erwiesen.

Kummer

St.-Ignatius-Bohne *(Ignatia)*
Ignatius eignet sich besonders in Lebenssituationen, die von unbewältigtem Kummer geprägt sind, wenn der Trauerprozeß unterdrückt oder unterbrochen wurde. Das Gefühl, einen Kloß im Hals zu haben, wird man häufig nicht mehr los. Der Ignatius-Typ läßt andere nur ungern am eigenen Kummer und Leid

teilhaben. Es widerstrebt ihm, eine Szene zu machen, und er fürchtet, die Kontrolle über seine Gefühle zu verlieren.

Weißdorn *(Crataegus oxycantha)*
Weißdorn lindert den Schmerz eines »gebrochenen Herzens« und hilft bei Kummer, Verlust oder Trennung. Dieses Homöopathikum wirkt beruhigend in traumatischen Situationen und hilft bei Gefühlen der inneren Leere. Es unterstützt jene, die glauben, so viel verloren oder geopfert zu haben, daß sie jetzt nichts mehr empfinden könnten. Das Mittel bringt den Menschen Trost und Erquickung, befreit sie von Gefühlen der Starre und Benommenheit. (Siehe auch Weiße Nieswurz.)

Schock und Trauma

Arnika *(Arnica)*
Der Gemswurz-Typ fühlt sich »zerschlagen«, übel zugerichtet und verletzt. Sein ganzer Körper leidet und ächzt nach Phasen des Kummers, der Zerknirschtheit oder des jähen Verlustes. Arnika ist das Mittel der Wahl, wenn effektive physische Beschwerden vorliegen – ganz gleich wie geringfügig diese auch sein mögen –, die auf ein Trauma zurückzuführen sind. Auch Angst- und Spannungszustände infolge von lange zurückliegenden Verletzungen, Gewalttätigkeiten oder Mißbrauchssituationen lassen sich damit nachhaltig auflösen.

Eisenhut *(Aconitum napellus)*
Eisenhut hilft bei extremer Furcht, Traumen sowie Unfällen. Der Eisenhut-Typ reagiert in der Regel auf Schockerlebnisse mit Ruhelosigkeit, Hysterie oder Nervosität. Er spricht zu sich selbst oder wandert orientierungslos umher, ohne groß achtzu-

geben, wo er sich gerade befindet und was er tut. Dieses Mittel greift, wenn Schreckens-, Schock- oder Unfallereignisse vorausgegangen sind.

***Schwarzwurz** (Symphytum officinale)*
Dieses Präparat hilft Menschen, die vom Schicksal schwer geprüft wurden, von einer Katastrophe in die nächste gestürzt sind und auf ihrem Weg körperlich und seelisch sehr viel gelitten haben. Wer sich im Innersten müde und erschöpft fühlt, sollte dieses Mittel ausprobieren. Häufig ist die körperliche Vitalität ausgezehrt, und die Drüsen sind geschwächt. Alle Reserven sind verbraucht. Mit Schwarzwurz kehrt neuer Mut ein, sich Aufgaben zu stellen, die bislang unlösbar erschienen, und diese voranzutreiben. Sie unterstützt die Fähigkeit, flexibel auf Schicksalsschläge zu reagieren.

***Ysop** (Hyssopus officinalis)*
Nach traumatischen Erlebnissen wirkt diese Arznei ausgesprochen stabilisierend. Der Ysop-Typ fühlt sich in plötzlichen, unerwarteten oder schockierenden Situationen für gewöhnlich wie vor den Kopf gestoßen und reagiert oft mit Sprachlosigkeit. Ysop ist heilsam bei Orientierungslosigkeit nach Krisenzeiten und traurigen oder schwerwiegenden Nachrichten.

Apathie und Rückzug

***Rose** (Rosa)*
Der Rose-Typ gibt sich teilnahmslos. Er läßt sich treiben und hat sich damit abgefunden, alles zu akzeptieren, ohne auch nur den geringsten Versuch einer Änderung zu machen. Er wirft sozusagen das Handtuch und gibt kampflos auf. Er fühlt sich

womöglich ausgenutzt oder betrogen, ist aber unfähig oder nicht gewillt, etwas dagegen zu unternehmen. Er ist der geborene Märtyrer und oft schüchtern, von Minderwertigkeits- oder Unterwürfigkeitsgefühlen geplagt. Rose hilft, das auszusprechen und dafür einzutreten, was für den einzelnen wichtig erscheint. Diese Arznei fördert die Entfaltung von mehr Ehrgeiz, einer stärkeren Zielgerichtetheit und größerer Initiative.

***Weiße Nieswurz** (Veratrum album)*

Nieswurz kommt in Frage, wenn deutliche Anzeichen von Apathie und Rückzug erkennbar sind. Der Nieswurz-Typ gibt sich verschlossen und gleichgültig, er will nicht reden oder handeln. Er fühlt sich vom Schicksal und den Ereignissen überrollt und reagiert mit wortlosem Rückzug. In der Regel ist er überzeugt, daß alles verloren und hoffnungslos sei. Er glaubt nicht mehr an die Möglichkeit einer Gesundung oder Besserung seines Zustands. Mit Nieswurz kann er Vertrauen zurückgewinnen und seinen Optimismus stärken.

Furcht und Phobien

***Johanniskraut** (Hypericum perforatum)*

Der Johanniskraut-Typ ist ängstlich und besorgt, manchmal aus unbekannten oder nicht genau ersichtlichen Gründen. Er fürchtet sich vor Hunger, Armut, Dunkelheit usw. Dieses Mittel hilft, begründete wie auch unspezifische Angstbilder loszulassen. Phobien und Zwänge aus der Kindheit oder aus nicht identifizierbarer Quelle lassen sich mit diesem Präparat überwinden. Bei Alpträumen hat es sich als besonders hilfreich erwiesen. Auf Geist und Körper wirkt es ausgleichend und wohltuend – ein sanftes Beruhigungsmittel.

***Lebensbaum** (Thuja occidentalis)*
Der Lebensbaum-Typ zeigt sich hartnäckig und obsessiv, was seine Furcht anbelangt. Über seine Ängste will er nicht reden oder diskutieren. Er ist oft überzeugt davon, daß ein Tumor oder eine fremde Substanz in seinem Gehirn oder Körper die alleinige Ursache all seiner Probleme sei. Emotional ist er überempfindlich und pendelt zwischen enthusiastischer und depressiver Stimmung. Seine Ängste führen zu physischen Erschöpfungszuständen sowie Schlaf- und Ruhelosigkeit. In solchen Fällen wirkt Lebensbaum stabilisierend und beruhigend.

***Malakkanuß** (Anacardium)*
Der Malakkanuß-Typ hat Angst, die Kontrolle zu verlieren, und fürchtet, etwas Schreckliches oder Unverzeihliches zu tun. Er fühlt sich isoliert, so als ob er im Traum lebe. Die sensorische Welt scheint ihm fern und unwirklich. Er berichtet häufig, »gespalten« zu sein, so als lebe er in zwei Welten oder als fühle er sich in Begleitung eines anderen, unsichtbaren Selbst. Womöglich hört er Stimmen oder erfährt visuelle Halluzinationen. Malakkanuß fördert die Stabilisierung der Persönlichkeit und Erdung eines Menschen in seinem aktuellen Umfeld.

***Schafgarbe** (Achillea millefolium)*
Schafgarbe hilft, negative Gedankenformen wie Gefühle seelischer Verletzbarkeit oder gar der Besessenheit und Fremdkontrolliertheit loszulassen. Sie stärkt und bewahrt den aurischen Schutzschild. Bei nervöser Hysterie, nervlicher Überempfindlichkeit, Schlaflosigkeit und Desorientiertheit erweist sich dieses Mittel als besonders hilfreich.

Abwehrhaltung, Zorn und Eifersucht

Eisenkraut *(Verbena hastata)*

Der Eisenkraut-Typ ist ein Extremist mit festen Überzeugungen und Meinungen, von denen er nicht abläßt. Er verläßt sich lieber auf sich selbst und seinen eigenen Willen. In überkritischer, ja zuweilen tyrannischer Weise kann er anderen seine Vorstellungen und Standpunkte aufzwingen. Er steht ständig unter Hochspannung und treibt seinen Körper oft an die äußerste Belastungsgrenze. Mit Eisenkraut läßt sich eine größere Aufgeschlossenheit, Empathie und Toleranz entwickeln. Mehr Harmonie und Ausgewogenheit beherrschen fortan das Denken und die Kommunikation.

Kamille *(Chamomilla)*

Kamille ist das Mittel der Wahl, wenn eine Neigung zu unerklärlicher Reizbarkeit und Nörgelei besteht. Aufgrund einer tief verankerten Unsicherheit kann der Kamille-Typ sein Bedürfnis nach ständiger Aufmerksamkeit und Zuneigung extrem einfordern. Unglücklicherweise verliert er sich dabei häufig im Nörgeln oder Klagen, um die ersehnte Aufmerksamkeit zu erzielen. Und zuweilen greift er gar zum Äußersten und setzt sich mit Wutanfällen oder dramatischen Gefühlsausbrüchen in Szene. Kamille wirkt beruhigend auf die Gefühle und läßt Vertrauen und Liebenswürdigkeit aufkeimen und wachsen.

Königskerze *(Verbascum thapsus)*

Der Königskerzen-Typ ist leicht reizbar, ungeduldig und ein ausgesprochener Perfektionist. Alles wird schnell und effizient erledigt. Immer muß es rasch gehen; er spricht oft die Sätze anderer für sie zu Ende und begibt sich manchmal in Unfallgefahr aufgrund seiner Hast und seines Ungestüms. Er übt nicht nur Druck auf sich selbst, sondern auch auf alle anderen in seiner Umgebung aus. Häufig arbeitet er allein, um der Frustration und den Verzögerungen durch langsamere Mitarbeiter zu entgehen. Dadurch fühlt er sich oft isoliert und nicht gebührend geschätzt. Königskerze hilft dabei zu lernen, sich für die einzelnen Dinge Zeit zu nehmen und eine entspanntere und flexiblere Einstellung zur Arbeit zu entwickeln.

Nachtschatten (Belladonna)

Nachtschatten ist das Mittel der Wahl, wenn es um Zorn und eine aufbrausende Persönlichkeit geht. Die Stimmung des Nachtschatten-Typs kann jäh und in dramatischer Weise umschlagen. Gerade noch fromm wie ein Lamm, gebärdet er sich im nächsten Moment wild wie ein Stier. In der Hitze des Gefechts kann er sehr ausfallend und bisweilen verletzend werden. Eine charakteristische Eigenschaft des Nachtschatten-Typs ist unter anderem seine Neigung, im Gesicht rot anzulaufen, wenn er emotional aus der Fassung gerät. Dieses Präparat hilft, den Zorn zu bändigen und Stimmungsschwankungen auszugleichen.

Scharfer Rittersporn (Staphysagria)

Dieses Heilmittel hilft bei der Tendenz, allzu lange an Verletztheit und Zorn verknüpft mit dem Wunsch nach Rache festzuhalten. Der Rittersporn-Typ kann nach einer Beleidigung oder Kränkung seines Stolzes durchaus freundlich reagieren, doch er vergißt nichts und hegt seinen Groll über Jahre hinweg. Diese Arznei unterstützt die Fähigkeit, zu vergeben und zu vergessen.

***Stechapfel** (Stramonium)*

Wie Eisenkraut kommt auch Stechapfel häufig zur Milderung und Harmonisierung geistiger und verbaler Extreme zur Anwendung. In seinem Denken ist der Stechapfel-Typ meist weitaus zwang- und wahnhafter als der Eisenkraut-Typ. Hier finden wir die Propagandakünstler und Volksredner, die andere durch ihre emotionale Kraft und ihren wortgewaltigen Redeschwall gefügig machen und jeden Widerstand gegen ihre eigene starre Meinung ausschalten. Mit Stechapfel gelingt es, das eigene Gesichtsfeld zu weiten, mehr Nachsicht und eine größere Bereitschaft zur Zusammenarbeit sowie stärkeren Respekt vor der Lebensweise anderer Menschen zu entfalten.

***Stechpalme** (Ilex aquifolium)*

Der Stechpalmen-Typ ist von Hause aus mißtrauisch und argwöhnisch, wenn es um Beziehungen geht. Ständig erscheint er irgendwie verdrießlich oder griesgrämig, ohne sich dessen bewußt zu sein. Tief im Inneren wartet er förmlich darauf, zurückgewiesen oder verlassen zu werden, denn er glaubt eigentlich nicht daran, daß er es verdient habe, geliebt zu werden. Er ist ständig in Abwehrstellung und gerät nur allzuoft in Auseinandersetzungen und Mißverständnisse hinein. Im privaten Bereich ist er neidisch und eifersüchtig auf andere, fühlt sich ungeliebt und unverstanden. Mit dieser Arznei lassen sich Gefühle der Feindseligkeit und Verbitterung auflösen und neue Einstellungen zur Hilfsbereitschaft und Friedfertigkeit gewinnen. Stechpalme hilft, Liebe annehmen zu lernen.

***Weide** (Salix)*

Weide hilft, Gefühle des Grolls, der Verbitterung und des Selbstmitleids loszulassen. Der Weiden-Typ leidet womöglich unter Verfolgungswahn und denkt, daß er in dieser Welt immer den kürzeren zieht. Dieses Mittel eignet sich für alle, die sich in einer ungerechten oder unfairen Lage wähnen. Solche Menschen ziehen sich leicht von anderen zurück, um künftigen Enttäuschungen oder Zurückweisungen vorzubeugen. Als Schutzmechanismen entwickeln sie zynische Verhaltensweisen und verharren »schmollend« in einer Ecke; dabei sind sie im Grunde nur von einer einzigen Hoffnung beseelt, jemand möge doch ihre Einsamkeit und ihr Unglück bemerken.

Unsicherheit und Befangenheit

Bärlapp *(Lycopodium)*
Bärlapp eignet sich bei Erinnerungsdefiziten und mangelnder Konzentration. Der Bärlapp-Typ verliert häufig den Faden im Gespräch, hat ein schlechtes Namensgedächtnis ... Dies sind Menschen mit großartigen Ideen, nutzen jedoch ihre intellektuellen Höhenflüge häufig als Fluchtweg und vermeiden auf diese Weise, sich einzulassen. Hier finden wir die sogenannten Stammtischphilosophen. Bärlapp hilft, den Geist zu stabilisieren und die mentalen Energien zu erden; damit werden solche Menschen auf den »Boden der Tatsachen« zurückgeholt.

Gelber Jasmin *(Gelsemium)*
Wem überwältigende Anfälle von Lampenfieber oder Panik zu schaffen machen, für den ist Jasmin das Heilmittel der Wahl. Der Jasmin-Typ sieht die Dinge immer zukunftsbezogen und stellt sich alle möglichen Katastrophen und Fehlschläge vor. Nach außen erscheint er ruhig und liebenswürdig, doch innerlich ist er in Aufruhr, ein Opfer der sogenannten Schmetterlinge im Bauch. Jasmin ist ein vorzügliches Heilmittel zur An-

wendung vor öffentlichen Auftritten, Prüfungen oder anderen Ereignissen, die Ängste vor dem auslösen, was *eventuell* passieren *könnte*.

Hafer (Avena sativa)
Der Hafer-Typ ist zwar oft recht talentiert und erfindungsreich, hat aber Schwierigkeiten, sich zu konzentrieren oder Prioritäten zu setzen. Er verstreut seine Energien auf zu viele Projekte oder Ausdrucksformen. So tragen seine Ideen nur selten Früchte und er fühlt sich frustriert und niedergeschlagen. Mit Hafer wird die Fokussierung und Zentrierung ebenso wie die Entwicklung von Fähigkeiten und Talenten gefördert. Das Mittel hilft, Selbstdisziplin und Eigeninitiative zu entwickeln, und läßt sich vorzüglich in Zeiten beruflicher oder kreativer Unsicherheit einsetzen.

Helmkraut (Scutellaria lateriflora)
Der Helmkraut-Typ redet viel, ist der gesellige Mensch, der anderen gern auf die Schulter klopft, immerzu nach Anerkennung sucht und Ratschläge für alles und jedes bereithält. Er hat oft Schwierigkeiten, seine eigenen Prioritäten und Wertmaßstäbe zu erkennen; er kann sich einfach nicht entscheiden. Als notorischer Zauderer ist er geradezu informationssüchtig, denn er verläßt sich über alle Maßen auf das, was andere sagen, bevor er aus eigener Entscheidung handelt. In ihrer Persönlichkeit sind solche Menschen oft Abhängige oder Mitläufer, denn sie stützen sich lieber auf ihre Mitmenschen und deren Rat oder auch auf Substanzen, die ihnen bei der Lösung ihrer Probleme helfen sollen. Helmkraut stärkt den Geist, beruhigt und vertieft die Gedanken und läßt das Vertrauen in die innere Führung und Urteilsfähigkeit wachsen.

***Kuhschelle** (Pulsatilla)*
Bei Unentschlossenheit ist Pulsatilla das richtige Heilmittel. Der Betroffene scheut sich, Verpflichtungen einzugehen, ist unsicher, leicht von anderen zu führen und zu beeinflussen. Alle von außen kommenden Hinweise und Ereignisse nimmt er begierig auf. In seiner intensiven Beschäftigung mit Partnern und Beziehungen will er unbewußt seinen eigenen Selbstwert heben. Kuhschelle hilft bei der Entwicklung von fester Entschlußkraft, Vertrauen und persönlichen Wertmaßstäben.

***Malve** (Malva silvestris)*
Der Malven-Typ fühlt sich hinsichtlich seines körperlichen Erscheinungsbildes, seiner Attraktivität und seines Images unsicher. Er fürchtet sich vor dem Altern und entwickelt ein nahezu zwanghaftes Interesse an Mode, Trends und Kosmetika in dem alleinigen Bestreben, die in seinem Inneren lauernden Ängste auf diese Weise zum Schweigen zu bringen. Malve bringt größere Sicherheit in bezug auf den eigenen Selbstwert und Attraktivität. Mit Hilfe dieser Arznei wird die Angst vor dem Altern losgelassen und der Blick auf die Selbstakzeptanz und Selbstschätzung gelenkt.

***Walnuß** (Juglans regia)*
Walnuß ist besonders hilfreich in Wendezeiten oder Übergangsphasen. Sie unterstützt den Menschen, sich von alten, verkrusteten Verhaltensmustern und Gewohnheiten zu befreien und das Kappen vertrauter Gegebenheiten besser zu ertragen. Walnuß hilft in praktisch jeder Übergangsphase des Lebens, in Neues und Unbekanntes einzutauchen.

Anspannung und Furcht

***Brechnuß** (Nux vomica)*

Bei geistiger Überanstrengung, Überarbeitung und nervöser Anspannung hilft Brechnuß. Der Brechnuß-Typ macht sich ständig unnötige Sorgen, selbst kleinere Angelegenheiten bauscht er auf und macht aus mancher Mücke einen Elefanten. Bis zur Erschöpfung kann er sich in die Dinge hineinknien. Von Schlaflosigkeit geplagt und zum Perfektionisten geboren, läßt ihn seine Arbeit am Ende des Tages nur schwer los. Die sorgenvollen Gedanken scheinen überhand zu nehmen und ihm die Vitalität zu rauben. Mit Brechnuß lernt der Betreffende, zu entspannen, geistig zur Ruhe zu kommen, Abstand zu den Dingen zu gewinnen sowie neue Perspektiven zu entwickeln.

***Kiefer** (Pinus silvestris)*

Dieses Heilmittel hilft, Anspannungen zu lösen, die sich aus der Unfähigkeit ergeben, Vergangenes zu korrigieren oder in den Griff zu bekommen. Der Kiefer-Typ gibt sich ständig selbst die Schuld oder sucht den Fehler bei sich, ist nie mit der eigenen Leistung zufrieden oder glücklich. Immer überwiegt das Gefühl, er hätte es eigentlich besser machen können. Insgeheim macht er sich ständig Vorwürfe, ist übertrieben gewissenhaft und unzufrieden. Mit Hilfe von Kiefer lernt der Mensch, sich selbst zu vergeben und Vergangenes loszulassen.

***Rosmarin** (Rosmarinus officinalis)*

Der Rosmarin-Typ ist geistig höchst aktiv und wach; ständig denkt er über Widersprüchlichkeiten nach und wälzt Gedanken, die sich wie eine gesprungene Schallplatte immerzu im Kreise drehen und in ihrer Zwanghaftigkeit und Hartnäckigkeit den Seelenfrieden und die geistige Klarheit vertreiben. Wegen seiner überaktiven und wirren Gedankengänge kann der Rosmarin-Typ leicht den Eindruck eines geistesabwesenden, vergeßlichen oder zerstreuten Menschen abgeben. Rosmarin schafft mehr Achtsamkeit und Klarheit. Dieses Mittel hilft, den Verstand von überflüssigem Ballast zu befreien, Aufgewühltheit abzubauen und die Gedankenflut einzudämmen.

Den Heiler heilen

Jede Beratungs- oder Therapiearbeit stellt hohe Anforderungen an den Behandler. Sie kann bisweilen sogar ausgesprochen energieraubend sein. Wer Polarity-Balancing oder andere Formen der Schwingungsmedizin anwendet, arbeitet mit außerordentlich subtilen energetischen Zuständen. Bei diesen Heilweisen werden starke, feinstoffliche Energien herangezogen, deren Wirkung auf den eigenen Körper nur allzu leicht übersehen wird oder schwer einschätzbar ist. Schwingungstherapeuten müssen daher besonders sorgsam darauf achten, daß sie selbst gesund und in Form bleiben und sich ausreichend regenerieren.

Dieses Buch handelt von Energieblockaden und -ablagerungen sowie subtilen Heilmethoden zur Beseitigung energetischer Störungen. Als Therapeuten dürfen wir nicht vergessen, daß wir selbst auch Menschen sind – mit zahlreichen Konflikten und Komplexen.

Bewußt oder unbewußt benutzt jeder Schwingungstherapeut ständig die höheren Chakren im Körper, wenn er seine Arbeit verrichtet. Dadurch wird eine ungeheure Schwingungskraft auf den eigenen physischen Körper ausgeübt, und die Möglichkeit einer Überlastung und Abnutzung ist relativ groß; wo und in welchem Maße das geschieht, hängt weitgehend von den individuellen Schwachstellen des Behandlers ab. Wer also mit diesen Energien arbeitet und keine Erschöpfungszustände oder Zusammenbrüche riskieren möchte, muß lernen, seinen Körper und besonders das Nervensystem auf die höheren Schwingungsoktaven einzustimmen und sich diesen Ebenen anzupassen. Sind nun aus irgendeinem Grund die höheren Chakren gestört, muß der Therapeut zwangsläufig auf seine niederen Energiezentren zurückgreifen, um die Arbeit fortsetzen zu können. Das führt zu einer weiteren Schwächung und letztlich zur körperlichen und seelischen Auszehrung. Beschleicht den Therapeuten das Gefühl, daß seine Arbeit nicht mehr ganz so effizient ist oder er irgendwie »versagt« hat, muß er sich vielleicht eingestehen, daß er eine Pause und Erholung braucht. Vorstellungen von Unersetzlichkeit der eigenen Person und Unerschöpflichkeit der eigenen Kraft können das effektive Wirken eines Therapeuten (und Menschen) in der Tat behindern. Es erfordert nämlich erheblichen Mut zuzugeben, auch »nur« ein Mensch zu sein.

Folgende Zeichen und Symptome sprechen für die Notwendigkeit einer Pause und Neuausrichtung:

Plötzliche Gewichtsveränderungen: Eine Zunahme kann darauf deuten, daß der Körper sich zu isolieren und schützen sucht; Gewichtsabnahmen weisen auf Erschöpfung und Auszehrung hin.

Nervlicher Streß: Stimmungsschwankungen; signifikante Veränderungen bei den Schlaf- und Traumabläufen, wie beispielsweise Schlaflosigkeit oder extreme Lethargie; Muskelverspannungen, Kopfschmerzen, Atemstörungen oder -beschwerden.

Ausbleiben der Regelblutung: Ein Indiz für exzessive physische Belastung oder Erschöpfung.

Als Schwingungstherapeuten können wir uns selbst stärken und in Form halten, indem wir unserem Speiseplan ganz besondere Aufmerksamkeit schenken und genug Flüssigkeit zu uns nehmen ebenso wie eine ausreichende Menge von Proteinen, Nährstoffen und Vitaminen, die unser Nervensystem braucht, und zwar speziell Vitamin C, Vitamin-B-Komplex, Magnesium, Kalzium, Spurenelemente und Lezithin. Zudem sind regelmäßige Körperübungen oder Sport notwendig, um das lymphatische System und die Kreislauffunktionen zu stimulieren und unsere Erdung sowie die Ableitung statischer Aufladungen zu gewährleisten. Vor und nach den Heilsitzungen helfen Atem- und Meditationsübungen, um die Energien zu reinigen und zu klären sowie statischen Aufladungen vorzubeugen. Nicht zuletzt sollten wir eines nicht aus dem Sinn verlieren: Wir können zu unserer eigenen Gesundheit eben jene Instrumente nutzen, die wir zur Heilung anderer so erfolgreich zum Einsatz bringen. Das alte Sprichwort »Des Schusters Kinder haben keine Schuhe« ist auf Therapeuten und Berater gleichermaßen anwendbar. Uns Behandlern fällt oft als letztes ein, auch einmal eine der vielen Therapiemethoden zur eigenen Heilung einzusetzen und ebensoviel Verständnis für uns selbst zu haben, wie wir es tagtäglich zum Wohl anderer Menschen aufbringen. Zuweilen muß uns jemand wirklich darauf hinweisen, daß wir ein bißchen von unserer eigenen Medizin gebrauchen könnten. Als Therapeuten sollten wir auch über unseren eigenen Schatten springen und nötigenfalls die Hilfe eines Kollegen in Anspruch nehmen.

Kapitel Fünf

Zusammenfassung

Da Sie inzwischen mit den Chakren, Meridianen, Harmonisierungspunkten und verschiedenen Behandlungsmethoden vertraut sind, wollen wir die Vorgehensweise zur energetischen Beurteilung und Harmonisierung der Chakrazentren nochmals Revue passieren lassen. Anhand von Abbildung 37 auf Seite 189 können Sie sich die Harmonisierungspunkte ins Gedächtnis zurückrufen.

Zur energetischen Austestung und Behandlung liegt der Patient auf dem Rücken, wobei sein Kopf möglichst nach Norden oder Osten weisen sollte.

Nehmen Sie nun das Pendel in die Hand und bestimmen Sie die Energieschwingung im Bereich eines jeden Chakras. Wenn Sie eine Störung in einem bestimmten Zentrum feststellen, gilt es:

- dieses Chakra zu glätten, also energetisch »umzuspulen« und die elektromagnetischen Pulspunkte zu harmonisieren, um die Chakra-Energien wieder ins Gleichgewicht zu bringen;
- ein ätherisches Öl auszuwählen, das dieses Chakra stimuliert, und es am chakrarelevanten Auftragepunkt anzuwenden;

- die vier sich zum und von dem betreffenden Chakra vernetzenden Meridiane energetisch zu überprüfen. Wenn Sie eine Unausgewogenheit feststellen:
  1. Bringen Sie die Energien dieses Meridians wieder ins Gleichgewicht zurück.
  2. Wenden Sie eine geeignete myotherapeutische Behandlung der betroffenen Muskeln an.
  3. Finden Sie den psychosozialen Konflikt heraus, der den Meridianfluß aus dem Gleichgewicht bringt und die energetische Störung immer wieder aufs neue aufleben läßt. Dazu a) wählen Sie ein homöopathisches Mittel, das den zugrundeliegenden Streß aufzulösen und zu bewältigen hilft; b) entwickeln Sie gemeinsam mit dem Patienten eine auf die vorgefundenen Konfliktfelder zugeschnittene Beratungsstrategie.
  4. Setzen Sie Schwingungstherapien (Farben und Edelsteine) ein, die eine Freisetzung und Auflösung von Eindrücken und Blockaden in dem jeweils gestörten Chakra-Zentrum unterstützen.

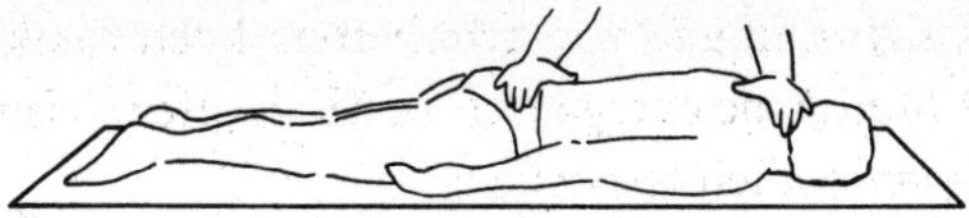

A. Sakral-Chakra

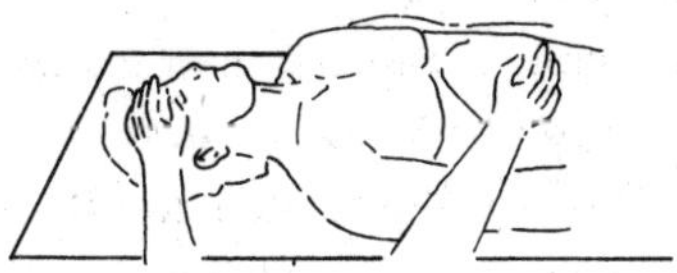

B. Nabel-Chakra

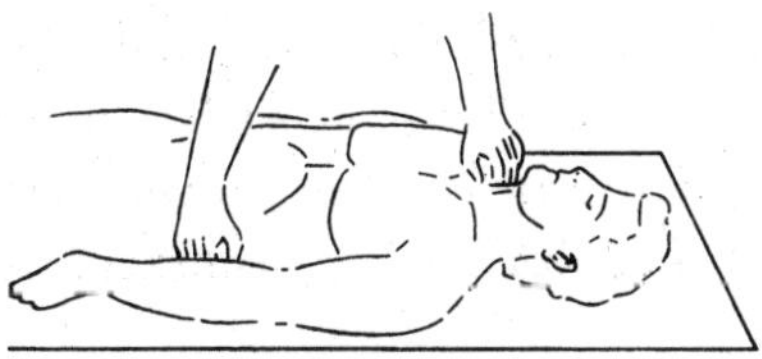

C. Solarplexus-Chakra

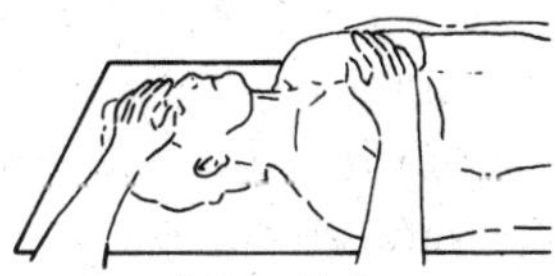

D. Herz-Chakra

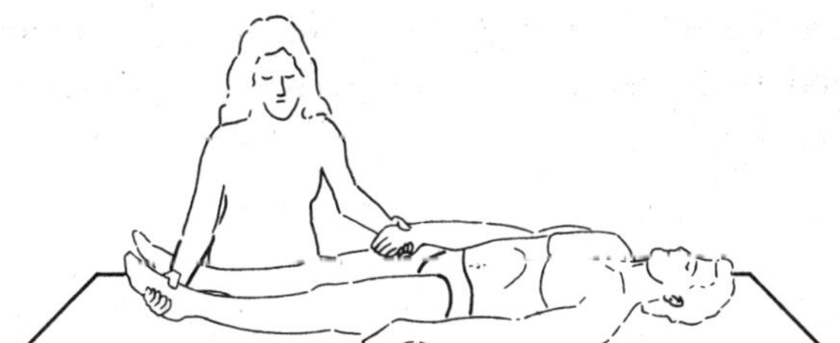

E. Hals-Chakra

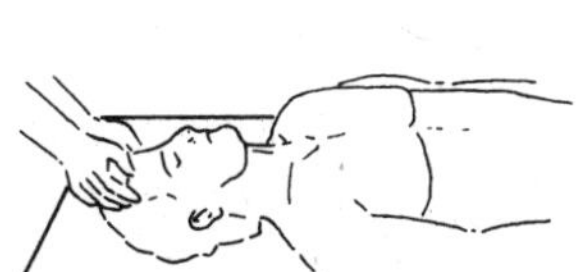

F. Stirn-Chakra

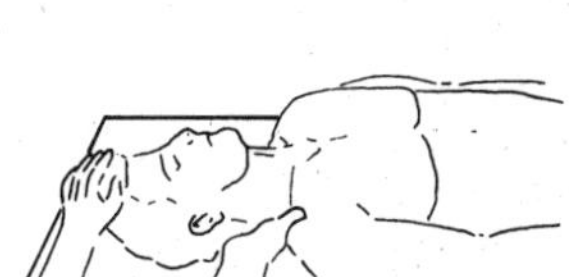

G. Kronen-Chakra

Abbildung 37: Chakra-Harmonisierungspunkte

Kapitel Sechs

Fallstudien

Bei der Entwicklung und der praktischen Arbeit mit der Schwingungsmedizin habe ich einige bemerkenswerte Vorgänge erlebt. Ich stelle diese Fälle hier vor, weil ich damit zeigen will, auf welche Weise einige der in diesem Buch dargelegten Gedanken und Methoden in die Praxis der Beratung und Heilung einfließen können. Selbst wenn jeder einzelne Fall seine eigenen verblüffenden Aspekte aufweist, wurden sie dennoch nicht wegen ihrer Ungewöhnlichkeit oder Einzigartigkeit ausgewählt. Nach meiner Meinung und Erfahrung sind sie wirklich typisch für die Art von Wechselwirkungen, die in der Schwingungstherapie auftreten können. Bei dieser Behandlungsform fallen mir verschiedene Dinge immer wieder als besonders signifikant auf:

Es scheint mit dieser Methode zu gelingen, *innerhalb von Minuten* Vorkommnisse und Probleme zu identifizieren oder gar zu klären, die sich tief ins Unterbewußtsein eingegraben haben und vom Wachbewußtsein unterdrückt wurden. Normalerweise wären viele Stunden oder gar Monate sorgfältiger Beratung nötig, um derartige Konfliktfelder aufzudecken.

Darüber hinaus scheint diese Therapieform das eigene holistische Bewußtsein oder die rechte Hirnhälfte der Patienten zu stimulieren. Häufig können sie erhellende und faszinierende Verbindungen zwischen den physischen und psychischen Aspekten ihrer Probleme herstellen und die Zusammenhänge zwischen der symbolischen und konkreten Ebene des Lebens erkennen. Sie gelangen von allein dorthin, ohne daß ich sie drängen würde. Ich bin von den Einsichten meiner Patienten oft genauso überrascht und überwältigt, wie sie es selbst sind.

Schließlich (und das ist wohl am schwierigsten in Worte zu fassen) ist das Besondere an dieser Therapie, daß sie sich in einer anderen Art von Zeitgefüge zu entfalten scheint als das von uns normalerweise bewußt wahrgenommene. Ein traumähnliches Gefühl von Zeit wird in den Behandlungssitzungen spürbar, ein Empfinden der Zeit außerhalb unserer Zeit, eine gewisse Abkehr und Entfernung von den normalen bewußten Zusammenhängen und dem damit einhergehenden Zeitgefühl.

Fall 1

Julie M. kam wegen einer Massagebehandlung zu mir in die Praxis. Wir beide hofften, dadurch eine Reihe kleinerer körperlicher Probleme in den Griff zu bekommen oder zumindest eine Besserung der Symptome zu erreichen. Julie war zweiunddreißig Jahre alt, verheiratet und freiberuflich in einer herausfordernden und kreativen Arbeit tätig. Sie war erfolgreich, relativ glücklich und schaute recht optimistisch in die Zukunft. Nach dreimonatiger Behandlungsdauer mit allwöchentlichen Terminen in meiner Praxis konnten wir sichtliche Fortschritte in bezug auf unsere ursprüngliche Zielsetzung registrieren. Sie war vom Ergebnis unserer Sitzungen angetan und meinte, daß sie die Behandlung gerne fortsetzen wolle, und zwar nicht allein als Teil ihres gesundheitlichen Vorsorgeprogramms, sondern auch wegen der entspannenden und persönlichen Note der Behandlung.

Im Laufe der Therapie war mir eine Sache aufgefallen, der wir beide zunächst wenig Aufmerksamkeit schenkten, weil anderes damals dringlicher erschien. Das Problem bestand darin, daß die Streckmuskulatur (M. quadriceps femoris) auf der Vorderseite der Oberschenkel so hartnäckig verspannt und verkrampft war, daß sie sich nie richtig entspannte – egal wie lange ich sie bearbeitete, welche Techniken ich anwandte oder wie viele Sitzungen wir auch absolvierten. Das machte mich stutzig, und bei unserem dreizehnten Termin wies ich Julie auf diese Tatsache hin. Wenn wir dieser Verspannung beikommen wollten, müßten wir einen Schritt über unseren ursprünglichen Behandlungsrahmen hinausgehen, gab ich zu bedenken. Julie war ein ausgesprochen pragmatischer, sachlicher und nüchterner Mensch. Folglich zögerte ich auch ein bißchen, ob ich die Schwingungstherapien überhaupt ins Spiel bringen sollte, weil mir der Gedanke durch den Kopf ging, sie könne solche Methoden vielleicht als verrückt oder unwissenschaftlich abstempeln. Nach eingehender Diskussion und vor dem Hintergrund, daß wir bereits mit einer Vielzahl von körperlichen Techniken versucht hatten, den Muskelstreß zu lösen, zeigte auch sie sich interessiert und war gespannt, was denn eine solche feinstoffliche, nicht-manipulative Methode bringen würde.

Die extreme Anspannung in der Streckmuskulatur ließ auf eine Störung des Dünndarm-Meridiankreises schließen, der sich zum Sakral-Chakra hin vernetzt. Als ich den Energiezustand der einzelnen Chakren bei Julie überprüfte, war ich nicht überrascht festzustellen, daß auch das Sakralzentrum gestört war. Ich brachte die Energien im dortigen Bereich wieder in

Ordnung, indem ich die elektromagnetischen Pulspunkte (Schädelbasis und Kreuzbein) behandelte, auf den Schädelbasispunkt Neroliöl auftrug und einen kleinen Karneol (dieser Edelstein steht in Resonanz mit dem Sakral-Chakra) in Julies linke Hand legte. Dann drückte ich Quarzkristalle gegen ihre Fußsohlen, um den Schwingungseffekt des Karneols zu verstärken. Ich hielt sie so lange an Ort und Stelle, bis das Pulsen in den Füßen synchron verlief. Es waren etwa drei Minuten vergangen, als Julie plötzlich aus dem Liegen hochschnellte und kerzengerade vor mir saß. »Ich wollte wegrennen! Ich wollte wegrennen!« sagte sie. Ihr Gesichtsausdruck wirkte verschlafen, leicht verwirrt und entrückt, so wie bei jemandem, der gerade aus einem Traum erwacht. »Sie wollten wegrennen?« fragte ich. Sie rieb sich die Augen, sichtlich erstaunt darüber, sich auf einer Massagebank zu finden. Sie schien durcheinander und verlegen zugleich. »Wegrennen wollten Sie?« fragte ich abermals. Dann begann sie stockend und tiefbeschämt zu erzählen, daß sie als junges Mädchen von einem Verwandten mißbraucht worden war. Bisher habe sie keinem Menschen etwas davon gesagt, weder ihren Eltern noch ihrem Ehemann, und es sei schon unglaublich, daß sie mich jetzt ins Vertrauen gezogen habe. Bereits vor langer, langer Zeit habe sie beschlossen, den Vorfall einfach zu vergessen, niemals mehr davon zu reden oder nur einen Gedanken daran zu verschwenden. Dann sprachen wir darüber, daß sich diese Erinnerung in die Oberschenkelmuskulatur eingegraben habe, niemals losgelassen oder als solche anerkannt worden sei. Sie erklärte sich bereit, Holzapfel zu nehmen – ein Mittel, das ihr helfen sollte, sich von dieser Erinnerung und der damit verbundenen Anspannung zu befreien und die geheimen Gefühle von Schuld, Scham und »Verunreinigung« nicht länger festzuhalten. Schon nach zehntägiger Behandlung mit diesem Blüten-Heilmittel und einer zusätzlichen elektromagnetischen Pulspunkttherapie (Polarity Balancing) bei gleichzeitiger Verwendung eines Karneols legte sich die Verspannung in Julies Oberschenkeln.

Fall 2

Bei einem Traumseminar begegnete ich Maureen zum ersten Mal. Als sie hörte, daß ich mit verschiedenen Naturheilverfahren arbeite, erzählte sie mir von ihrem Knieproblem, das ihr seit kurzem zu schaffen machte. Es sei wohl auf ihre enorme Gewichtszunahme zurückzuführen, meinte sie. Die zusätzlichen Pfunde, die sie sich in den letzten Jahren zugelegt hatte, würden wahrscheinlich ihr Knie auf irgendeine Weise überanstrengen. Eine Woche später rief sie mich wegen eines Termins zur Polarity-Therapie an. Maureen war achtundvierzig Jahre alt, geschieden und freute sich darauf, ihr Studium wieder aufzugreifen. Sie hatte gerade erst mit den Kursen begonnen und betrachtete diesen Schritt als einen sehr wichtigen in ihrem Leben. Sie wirkte wie »aufgedreht« und innerlich aufgewühlt, als sie zur Behandlung kam. Ich schrieb dies ihren jüngsten Herausforderungen und den neuen Aufgaben ihres Studiums zu. Etwa in der Mitte der Sitzung wurde sie zunehmend unruhiger und schlug schließlich eine kurze Unterbrechung vor, um sich zu sammeln und zur Toilette zu gehen. Mein Gefühl sagte mir, daß die Behandlung wegen der Ruhelosigkeit, den Unterbrechungen und der mangelnden Konzentration meiner Patientin am Ende wohl doch nicht den gewünschten Erfolg bringen würde.

Wir setzten die Körperarbeit programmgemäß fort, und ich

ging zur Energieaustestung und Harmonisierung der Chakren über. Dabei fand ich heraus, daß sowohl das Sakral- wie auch Halszentrum gestört waren, wobei letzteres unausgewogener war. Ihr Knieproblem, so vermutete ich, könne wohl ein Nebeneffekt der Polaritätsstörung im Meridian des Dreifachen Erwärmers sein. Da sich diese Leitbahn zum Sakral-Chakra vernetzt, schien eine energetische Unausgewogenheit im dortigen Bereich nur allzu logisch. Da aber das Halszentrum stärker gestört schien, trug ich auf die Halsreflexpunkte Sassafrasöl auf und legte einen Obsidian (dieser Edelstein steht in Resonanz zum Hals-Chakra) in Maureens linke Hand. Zur Verstärkung der Obsidianenergie drückte ich dann Kristallsteine gegen ihre Fußsohlen und wartet ruhig ab, bis das Pulsen in den Fußsohlen gleichmäßig wurde. Während dieser Behandlungsphase schien sich Maureen sichtlich zu entspannen. Nachdem ich die Kristalle etwa vier Minuten lang an Ort und Stelle gehalten hatte, ließ sie mich wissen, daß sich der Stein, den sie in der Hand hielt (der Obsidian), auf einmal ganz brennend heiß anfühle. Binnen einer Minute war die Fußpulsation synchron. Wir beendeten die Behandlung, und ich half ihr von der Massagebank herunter.

Sie saß in einem meiner Bürosessel und zog sich die Schuhe wieder an, als sie urplötzlich laut zu schluchzen begann. Der Gefühlsausbruch war so extrem und intensiv, daß ich im ersten Augenblick in Sorge war, denn ich fürchtete, sie würde kollabieren. Ihr ganzer Körper schüttelte sich und erzitterte unter ihrem Schluchzen; die Tränen strömten die Wangen hinunter. Sie begann mir von einer Reihe von Verlusten zu berichten, die sie vor etwa eineinhalb Jahren nacheinander durchgemacht hatte. In die Kette der Schicksalsschläge, die sie mir schilderte, reihte sich unter anderem auch der Unfalltod ihrer beiden

Söhne und das Zerbrechen ihrer Familie. Sie habe weder trauern noch am jeweiligen Beerdigungstag ihrer Söhne weinen können, denn als Kind habe man ihr beigebracht, daß Tränen Zeitverschwendung seien nach dem Motto »Man muß das Scheunentor schließen, sobald die Kühe draußen sind«. Sie erkannte nun, daß sie ihren Kummer bisher unterdrückt und den Trauerprozeß eigentlich niemals abgeschlossen hatte, und fragte sich, ob nicht vielleicht ihr Gewichtsproblem ein Symbol ihrer unausgeschütteten Tränen sei, eine Bürde des angehäuften Kummers, die sie jetzt mit sich herumtrage. In den darauffolgenden zwölf Stunden weinte Maureen fast ohne Unterlaß. Länger als eine Woche war sie emotional hochsensibel und brach immer wieder in Tränen aus. Obwohl sie das Ganze recht zermürbend fand, verstand sie den Prozeß des Loslassens und der eigenen Heilung; mit diesem Wissen gelang es ihr auch, diese Phase unbeschadet zu überstehen. Wir sahen uns in den folgenden Monaten nach unserem ersten Behandlungstermin regelmäßig. Sie machte langsam Fortschritte bei der Reduktion ihres Übergewichts, das Knieproblem indessen verschwand fast auf der Stelle. In den zwei Wochen nach unserer ersten Sitzung nahm Maureen Ysop- und Weißdorn-Blütenheilmittel, um ihren Kummer besser verarbeiten und loslassen zu können. Ihre Gemütsverfassung schien sich ab der dritten Woche merklich zu stabilisieren.

Bei der Behandlung anderer Patienten hatte ich die Beobachtung machen können, daß in Phasen von Kummer, Schock oder Trauma häufig das Sakral-Chakra und der Meridian des Dreifachen Erwärmers in Mitleidenschaft gezogen waren. In einem weiteren Fall von nicht zum Ausdruck gebrachtem Kummer waren auch das Sakral- und gleichzeitig das Hals-Chakra gestört. Das läßt mich die spekulative These aufstellen, daß sich zum Ausdruck gebrachter Kummer möglicherweise auf das Sakral-Chakra auswirkt, während nicht zum Ausdruck gebrachter Kummer das Hals-Chakra beeinträchtigt.

Fall 3

Kay hatte bereits mehrere meiner Workshops besucht. Sie war Sozialarbeiterin, sehr engagiert in ihrer Tätigkeit und zeigte großes Interesse an ganzheitlicher Heilung. Da sie gerade mit drogensüchtigen Jugendlichen zu tun hatte, wollte sie so viel wie möglich über natürliche Heilverfahren in Erfahrung bringen, die vielleicht dazu beitragen könnten, sie in ihrer Arbeit mit den Heranwachsenden zu unterstützen. Kay war Ende Vierzig, in guter körperlicher Verfassung und sportlich aktiv. Sie hatte schon verschiedene andere Formen der Körperarbeit, inklusive Rolfing, ausprobiert und war nunmehr neugierig auf Polarity- und Chakra-Balancing. Wir vereinbarten mehrere Probebehandlungen, »um zu sehen, was passiert«. Im Verlauf unserer ersten Sitzung bemerkte ich, daß eine ihrer Hüften höher stand als die andere und der Bauch leicht verdreht war. Nach meiner bisherigen Erfahrung geht dieses Haltungsbild häufig mit einer Störung des Kreislaufmeridians einher. Bei der Austestung der einzelnen Chakren im Hinblick auf eine Harmonisierung der Energien erwies sich das Sakralzentrum als gestört; hierhin vernetzt sich der Kreislaufmeridian. Auf den Schädelbasisreflexpunkt trug ich Nelkenöl auf, legte einen Karneol in ihre linke Hand zum Polaritätsausgleich und drückte gleichzeitig Quarzkristalle gegen ihre Fußsohlen, um die Schwingung des Karneols zu verstärken. Die Körper- und Harmonisierungsarbeit verlief ohne besondere Zwischenfälle.

Gewöhnlich sehe ich nach der eigentlichen Behandlung etwas Zeit vor, um mit meinen Patienten über die Verspannungen zu sprechen, die ich während der Körperarbeit feststellen konnte. Wir entwickeln dann ein Übungs- und Therapieprogramm zur Behebung der Symptomatik. Nach unserer Sitzung saßen wir also zur Erörterung der Auffälligkeiten zusammen. Ich wies auf die Fehlstellung ihres Beckens hin und führte aus, daß diese Art von Anomalie häufig im Zusammenhang mit dem Meridian des Kreislaufs steht. Gerade diese Leitbahn ist besonders in Wendezeiten und geschlechtsspezifischen Übergangsphasen beeinträchtigt. Ich fragte sie, ob sie vielleicht in den Wechseljahren wäre. Sie machte ein langes Gesicht, sobald ich das Thema ansprach, und erzählte mir dann, daß ihr vor einigen Jahren die Gebärmutter entfernt worden war, obwohl keine klinische oder pathologische Notwendigkeit dafür bestand. In ihrer Familie habe es vermehrt späte Schwangerschaften gegeben, und sie wollte sich zum damaligen Zeitpunkt ihres Lebens mehr auf den Beruf konzentrieren und sich nicht mit einer Schwangerschaft und den damit verbundenen Umständen belasten. Die Angst vor einer eventuellen Schwangerschaft sei derart ausgeprägt gewesen, daß sie von Arzt zu Arzt gelaufen sei, bis sie schließlich jemanden gefunden habe, der diesen Eingriff vornehmen wollte. Ganz tief im Inneren habe sie aber gefühlt, daß dies ein feiger Ausweg sei und etwas Unrechtes darstelle. Eigentlich sei sie kurz davor gewesen, die Operation in letzter Minute abzusagen, doch am Ende habe sie den Eingriff über sich ergehen lassen. Seit jener Zeit, also etwa drei Jahre lang, empfinde sie großes Unbehagen über diese Entscheidung und werde das Gefühl nicht los, insgeheim jemand anderem das Leben vorenthalten zu haben. Sie habe bereits die Möglichkeit ins Auge gefaßt, eventuell ein Kind zu adoptieren, um ihre Entscheidung irgendwie »wiedergutzumachen«. Ihre gegenwärtige Arbeit betrachte sie auch als eine Art »Buße«. Mehrere Monate habe ich mit Kay gearbeitet, um ihr zu helfen, über den »Fehler« der Vergangenheit hinwegzukommen. Körperarbeit und der Einsatz von Blütenheilmitteln standen dabei im Vordergrund.

Glossar

Akupressur: Neuropressur-Massage im Bereich der Akupunkte zur Regulierung von Bioenergien; »Fingerspitzen-Akupunktur«.

Akupunkt: Elektromagnetische Zentren auf den bioenergetischen Leitbahnen (Meridianen), die wie elektrische Widerstände funktionieren und die Geschwindigkeit und Stärke des Energieflusses im jeweiligen Kreislauf regulieren. Über 500 Akupunkturpunkte kommen in der Regel bei der Regulierung der Körperenergie zur Anwendung.

Akut: Unvermittelt auftretend; plötzliche und heftig verlaufende Symptomatik von kurzer Dauer.

Alterativ/Alterans: Verändernd; ein therapeutisches Mittel zur Entgiftung von Körpergewebe durch Verbesserung des zellulären Auf- und Abbaus; wird vorwiegend bei Blutvergiftungen und -verunreinigungen, Toxämie, Störungen im Säure-Basen-Haushalt und bei systemischer Toxizität verwendet.

Antiseptisch/Antiseptikum: Wundinfektionen verhindernd; ein Therapeutikum zur Verhinderung beziehungsweise Vernichtung von Mikroben- und Bakterienwachstum; wird bei infektiösen und septischen Krankheitszuständen verabreicht.

Antispasmodisch/Antispasmodikum: Krampflösend; ein Therapeutikum zur Muskelgewebsentspannung und Reduzierung der elektrischen Erregbarkeit des Nervengewebes; findet Verwendung bei muskulären Spasmen (Krämpfen) und Schmerzen aufgrund von Muskelverspannungen.

Aromatherapie: Therapeutische Anwendung von Duftölen und ätherischen Ölen, die hauptsächlich auf das Nervensystem und das Gemüt wirken.

Aufu-Körper: In der ägyptischen Mythologie der physische Körper; in der Alchemie dem Element Erde zugeordnet.

Autonomes oder vegetatives Nervensystem: Der Teil des Nervensystems, der alle dem Einfluß des Willens entzogenen, also unwillkürlichen Körperfunktionen steuert wie die Drüsenfunktion sowie eine reibungslose Muskelkontraktion. Über die endokrinen Drüsen erzeugt das vegetative Nervensystem eine Vielzahl von physischen Zuständen und Erscheinungsbildern wie Hungergefühle, Stoffwechselvorgänge, Körpertemperatur, Blutdruck, Pulsschlag und sensorische Schärfe.

Bauchlage: Mit dem Gesicht nach unten ausgestreckt liegend; auf dem Bauch liegen.

Bonham-Korpuskel: Kleine ovale elektromagnetische Zellen, die die Hautkapillaren und Blutgefäße umgeben.

Chakra: Sanskritwort für »Rad«; ein bioenergetischer Wirbel oder Energiezentrum im Körper; in der Esoterik als vielschichtiges menschliches Entwicklungszentrum betrachtet, von dem physische, psychische und spirituelle Entfaltung ausgehen.

Chromotherapie: Der therapeutische Einsatz von Farben und des Brechungsspektrums von Edelsteinen.

Chronisch: Sich langsam entwickelnd; langsam verlaufende, fortschreitende Symptomatik von anhaltender oder langer Dauer.

Demulzent/Demulzens: Lindernd; ein therapeutisches Mittel, das entzündungshemmend, beruhigend oder hautschützend wirkt und bei Entzündungen, Ausschabungen, Reizungen (zum Beispiel bei Wunden oder Verbrennungen) verwendet wird.

Diaphoretisch/Diaphoretikum: Schweißtreibend; ein Therapeutikum zur Senkung der Körpertemperatur durch Erhöhung der Schweißsekretion; kommt hauptsächlich bei Fieberzuständen zur Anwendung.

Digestiv/Digestivum: Verdauungsfördernd; ein Therapeutikum zur Regulierung oder Normalisierung der Magenenzyme und -sekretion; wird hauptsächlich bei Magenbeschwerden aufgrund eines gestörten Säurehaushalts wie Sodbrennen, Gastritis, Verdauungsstörungen verwendet.

Diuretisch/Diuretikum: Harnproduzierend und -treibend; ein vornehmlich bei Wasseransammlungen im Gewebe einzusetzendes Mittel.

Elektrischer Widerstand: Element in einem elektrischen Kreis, das den Energiefluß hemmt oder verzögert; wird zur Regulierung und Anpassung des Energieflusses verwendet.

Elektromagnetisches Feld: Das Kräftefeld, das von beweglichen elektrischen Ladungen ausgeht und diese umgibt. Es besitzt sowohl magnetische als auch elektrische Eigenschaften; diese Energien können bestimmt und gemessen werden.

Endokrine Drüsen: Drüsen mit innerer Sekretion (Hormone), die ihre Inkrete direkt ins Blut oder in die Lymphbahnen abgeben, von wo aus sie in alle Organe und Funktionsgruppen transportiert werden. Zu den endokrinen Drüsen zählen: Zirbeldrüse (Epiphyse), Hirnanhangdrüse (Hypophyse), Schilddrüse (Thyreoidea), Keimdrüsen (Gonaden), Nebennieren (Suprarenes) und Nebenschilddrüse (Parathyreoidea). Hormonsekrete wirken spezifisch auf bestimmte Organe, Gewebe oder auf den gesamten Organismus. Die hormongesteuerten Abläufe umfassen den Stoffwechsel, das Wachstum und die Entwicklung des Körpers, das Reifen der Fortpflanzungsorgane und die sexuelle Entwicklung, die Entfaltung der Persönlichkeit und der höheren Nervenfunktionen sowie die Fähigkeit, Streß und Krankheit zu bewältigen.

Expektorant/Expektorans: Auswurffördernd; ein Mittel zum Abtransport des Bronchialschleims.

Feinstofflicher Körper: Ein phänomenologisch nicht auftretendes oder physisch nicht in Erscheinung tretendes Vehikel der menschlichen Entwicklung und Evolution; siehe Ka-, Khu- und Haidit-Körper.

Fontanelle: Aus dem Französischen für »kleiner Brunnen«; Knochenlücke oder »Weichzone« am kindlichen Schädel.

Gonaden: Männliche und weibliche Keimdrüsen (Eierstöcke und Hoden), in denen Zellen zur menschlichen Fortpflanzung gebildet, Hormone produziert und abgesondert werden, die den reproduktiven Zyklus steuern. In der Esoterik mit dem Nabel-Chakra assoziiert.

Haidit-Körper: In der ägyptischen Mythologie der Traum- oder Emotionalkörper, der mit dem Unterbewußtsein assoziiert wird; in der Alchemie ist er dem Element Wasser zugeordnet.

Hals- oder Kehlkopf-Chakra: Energiezentrum, das mit der Schilddrüse korrespondiert. In der Esoterik gilt es als Raum für die Entfaltung der kreativen Kräfte, Selbstdisziplin, Initiative und Verantwortung.

Herz-Chakra: Energiezentrum, das der Thymusdrüse zugeordnet wird. In der Esoterik als Zentrum der Entfaltung des Idealismus, der Ausdehnung und Erweiterung des Selbst und des individuellen Weltbildes betrachtet. Es ist ein Konversionsraum, in dem die Energien der niederen Chakren auf die drei höheren Ebenen transformiert werden.

Hirnanhangdrüse: Endokrine Drüse im Gehirn, mit dem Hypothalamus (unmittelbar hinter der Nasenwurzel) verbunden. Sie wird oft als die »Herrscherdrüse« betrachtet, weil sie die Funktionen anderer Drüsen steuert und dadurch eine Vielzahl von körperlichen Aktivitäten koordiniert. In der Esoterik ist sie mit dem Stirn-Chakra assoziiert.

Homöopathie: Aus dem Griechischen »homois« in der Bedeutung von »ähnlich« und »pathos« in der Bedeutung von »leiden«. Eine Heilkunde, die auf der Theorie beruht, daß Stoffe, die in konzentrierter Form oder toxischer Dosis beim gesunden Menschen bestimmte Reaktionen oder Symptome hervorrufen, eingesetzt werden können, um ähnliche Krankheitszustände zu kurieren, wenn sie in winzig kleinen Mengen verabreicht werden.

Ion: Ein elektrisch geladenes subatomares Teilchen.

Ka-Körper: In der ägyptischen Mythologie der mentale oder intellektuelle Körper, der Körper des Bewußtseins; in der Alchemie dem Element Luft entsprechend.

Kardial/Kardiakum: Das Herz betreffend; ein Therapeutikum, das den Herzmuskel stärkt und den Herzrhythmus reguliert beziehungsweise normalisiert.

Katabol/Katabolismus/Katabolikum: Zum Abbaustoffwechsel gehörig; die zersetzende Aufspaltungsphase des Stoffwechsels, bei der komplexe Stoffe in einfache umgewandelt werden mit dem Ziel der Ausscheidung oder Energiefreisetzung; ein Therapeutikum zur Stimulierung der Aufspaltungs-/Ausscheidungsphase im Stoffwechsel, das hauptsächlich bei Gewebeverkapselungen, Abszessen oder Übergewicht Verwendung findet.

Khu-Körper: In der ägyptischen Mythologie der Körper des kollektiven Bewußtseins; in der Alchemie entspricht er dem Element Feuer.

Kronen-Chakra: Energiezentrum, das mit der Zirbeldrüse korrespondiert. In der Esoterik als Zentrum der Entfaltung intuitiver Fähigkeiten, der Essenzerfahrung und Selbstverwirklichung geführt. Das Kronen-Chakra ist der Ausdruck der Solarplexuskräfte des personalen Denkens, der Intelligenz und Kommunikation auf einer höheren Ebene.

Lenker-Meridian: Eines der beiden bioenergetischen Hauptspeichergefäße. Der Lenker-Meridian verläuft entlang des Rückens zwischen Steißbein und Oberlippe; er stellt den elektromagnetischen Speicherkreislauf der positiven Yang-Kräfte dar.

Lymphatisch/Lymphatikum: Zum Lymphsystem gehörend; ein Therapeutikum, das die Lymphdrüsenfunktion stimuliert und reguliert, wobei die Lymphozytenproduktion und -aktivität angekurbelt und gleichzeitig die körpereigene Abwehr unterstützt und gestärkt wird; wird vorwiegend zum Wiederaufbau eines gestörten Immunsystems, zur Regulierung allergischer Reaktionen und Bekämpfung innerer Infektionen eingesetzt.

Mantra: Sanskritwort mit der Bedeutung »Gebet«; Schwingungssilben oder -silbenkombinationen, die Kräfte und Formen vereinen.

Meridian: Bioenergetische Leitbahn, in der elektromagnetische Energie durch den Körper transportiert wird. Wenngleich die Meridiane einen Regelkreis bilden, werden sie zu Studien- und Therapiezwecken für gewöhnlich in vierzehn Hauptleitbahnen nach ihrer jeweiligen Polarität und den von ihnen versorgten Organen, Funktionseinheiten und Geweben unterteilt.

Milz: Diese größte Konzentration lymphatischen Gewebes im Körper liegt in der Bauchhöhle unmittelbar hinter und unterhalb vom Magen. Sie filtert Bakterien und Antigene aus dem Blut und bildet Lymphozyten zur Bekämpfung von Infektionen und zur Aufrechterhaltung des Immunsystems; gleichzeitig vernichtet und beseitigt sie gealterte rote Blutkörperchen und Blutplättchen und speichert Blut beziehungsweise setzt Blut frei, wenn es zu einer Blutung kommt. In der Esoterik ist die Milz mit dem Solarplexus-Chakra assoziiert.

Mudra: Sanskritwort für »Zeichen«; das Pendant zum Mantra in der Gestik. Ein Mudra ist eine Handbewegung oder Haltung, die eine Schwingungsresonanz auslöst; sie ist sowohl invokativ (anrufend) als auch evokativ (erweckend) und integriert Kraft und Form.

Muskelansatz: Das Sehnenende eines Muskels, das an den unbeweglichen Knochen anbindet.

Myotherapie: Muskelbehandlung; Massagetherapie.

Nabel-Chakra: Energiezentrum, das mit den Keimdrüsen korrespondiert. In der Esoterik gilt es als Raum für die Entfaltung der persönlichen Wunsch- und Gefühlskräfte, des Willens, etwas zu bekommen und zu lieben, sowie des Drangs nach Sicherheit und Zugehörigkeit.

Nebennierendrüsen: Endokrine Drüsen oberhalb der beiden Nieren; ihr Sekret wirkt speziell auf das Nerven- und Herz-Kreislauf-System, den Stoffwechsel und die Körpertemperatur und sorgt für eine reibungslose Muskeltätigkeit. Im »Kampf- oder Flucht-Fall« reagieren diese Drüsen als erste. In der Esoterik werden sie mit dem Sakral-Chakra assoziiert.

Nephritisch/Nephritikum: Die Nierenfunktion unterstützend; ein Therapeutikum, das die Organe des Harnsystems und ihre Funktion stärkt und unterstützt.

Nervinum: Ein auf die Nerven einwirkendes Mittel, beruhigend und schmerzlindernd, das bei leichten Schmerzzuständen, nervösen Verspannungen und innerer Unruhe eingesetzt wird.

Pankreas: Bauchspeicheldrüse. Sowohl als endokrine als auch exokrine Drüse funktionierend, sondert sie Enzyme und Hormone ab, die den Glukosestoffwechsel (Zuckerstoffwechsel) und den Blutzuckerwert steuern. In der Esoterik mit dem Solarplexus-Chakra assoziiert.

Piezoelektrizität: Die durch Druck entstandene elektrische Aufladung in Kristallen; wird bei Radios, Computern und Zeitmessern verwendet.

Polarität: Die Verschiedenartigkeit elektrisch geladener positiver und negativer Teilchen, die zu einer Konzentration oder Ballung von Kräften um entgegengesetzte Positionen oder »Pole« führt.

Polaritätstherapie: Eine Behandlungsform, bei der der Heiler mit Hilfe seines eigenen Körpers einen temporären Kreislauf entstehen läßt, um die elektromagnetischen Energien im Körper des Empfängers zu regulieren und neu auszurichten. Der Heiler nutzt »Punkte« oder »Pole« am Körper des Empfängers, um die Energien zu verändern und zu übertragen.

Radiästhesie: Mit Hilfe von Pendeln oder Wünschelruten Fluktuationen in einem elektromagnetischen Feld aufspüren.

Rückenlage: Auf dem Rücken mit dem Gesicht nach oben liegend.

Sahu-Körper: In der ägyptischen Mythologie der Kausalkörper, der den physischen Körper und seine feinstofflichen Entsprechungen mit dem göttlichen Seinsbereich verbindet. In der Alchemie dem Lapis oder Stein des Weisen entsprechend; das essentielle, authentische Selbst.

Sakral-Chakra: Mit den Nebennierendrüsen korrespondierendes Energiezentrum. In der Esoterik gilt es als der Raum der Entfaltung des Willens zur Identität und Autonomie sowie des Drangs zum Handeln und Überleben.

Schilddrüse: Am Hals, unterhalb des Kehlkopfs liegende endokrine Drüse. Die hormonelle Sekretion der Schilddrüse steuert den Stoffwechsel und Kalziumgehalt im Blut. In der Esoterik wird sie mit dem Hals-Chakra assoziiert.

Schwingungstherapie/-medizin: Die therapeutische Anwendung von Methoden oder Substanzen (ätherische Öle, Edelsteine, Polarity Balancing, Farben, homöopathische Mittel), die primär auf elektromagnetische Schwingungsmuster einwirken beziehungsweise diese verändern. Schwingungstherapien repräsentieren chemische Potenzen auf höheren Schwingungsoktaven.

Shiatsu: Aus dem Japanischen »shi« in der Bedeutung von Finger und »atsu« in der Bedeutung von Druck; Druckpunkttherapie zum Ausgleich der Meridianenergien.

Sheng-Zyklus: Der »Schöpfer«-Zyklus der bioenergetischen Leitbahnen, der die dynamische Beziehung zwischen den Meridianen beschreibt und dem Therapeuten als Hilfsmittel dient, um Energieflüsse zu beurteilen und neu auszurichten.

Solarplexus-Chakra: Der Milz und dem Pankreas zugeordnetes Energiezentrum. In der Esoterik gilt es als Raum für die Entfaltung des individuellen Denkens, der Wiß- und Lernbegier sowie des Drangs zur Kommunikation.

Stimulierend/Stimulans: Anregend; ein Therapeutikum zur Verbesserung und Normalisierung der Blutzirkulation; kommt primär bei Verstopfung und Kreislaufproblemen zum Einsatz.

Stirn-Chakra: Energetisches Zentrum, das der Hirnanhangdrüse zugeordnet ist. In der Esoterik steht es für die Entfaltung von Führungseigenschaften und der Fähigkeit zur Gruppenintegration ebenso wie für den Drang nach Macht und Kontrolle. Das Stirn-Chakra drückt die Kräfte des Nabelzentrums in bezug auf das persönliche Wünschen und Fühlen auf einer höheren Oktave aus.

Thymusdrüse: Lymphatisches Gewebe in der Höhe des oberen Brustkorbes, unmittelbar hinter dem und oberhalb vom Herzen. Während der Kindheit bildet der Thymus T-Zellen und baut das Immunabwehrsystem des Körpers auf. Mit dem Eintritt in das Erwachsenenalter hat er sich meist zurückgebildet und ist nicht mehr in Funktion. In der Esoterik wird die Thymusdrüse dem Herz-Chakra zugeordnet.

Transducer: Aus dem Lateinischen in der Bedeutung von »überleiten«; eine Substanz oder ein Gerät, das Eingangsenergie einer Form in Ausgangsenergie einer anderen umwandelt.

Yang: Fernöstlicher Terminus zur Bezeichnung der positiven Polaritätsmerkmale; mit der Sonne und den maskulinen Energieformen, der linken Gehirnhälfte und rechten Körperseite assoziiert ebenso wie mit dem Prinzip der Bewegung, Aktion, Expansion, Extrovertiertheit und Involviertheit.

Yang-Meridiane: Bioenergetische Leitbahnen, die positive Polaritätsenergie durch den Körper transportieren. Zu den Yang-Meridianen zählen: der Meridian des Magens, der Harnblase, des Dick- und Dünndarms, der Gallenblase, des Dreifachen Erwärmers sowie das Hauptspeichergefäß aller Yang-Energien, der Lenker-Meridian.

Yantra: Eine visuelle, symbolische Darstellung einer resonanten schwingenden Wirklichkeit, die zur Evokation oder Invokation bestimmter Zustände für die Heilung oder Meditation eingesetzt wird.

Yin: Fernöstlicher Terminus zur Bezeichnung der negativen Polaritätsmerkmale; mit dem Mond und den femininen Energieformen, der rechten Gehirnhälfte und linken Körperseite assoziiert ebenso wie mit dem Prinzip der Empfänglichkeit, Ruhe, Introvertiertheit, Kontraktion und Bewahrung.

Yin-Meridiane: Bioenergetische Leitbahnen, die negative Polaritätsenergie durch den Körper transportieren. Zu den Yin-Meridianen zählen: der Meridian des Herzens, der Lunge, der Leber, der Milz, der Nieren, des Kreislaufs sowie das Hauptspeichergefäß aller Yin-Energien, der Zentral-Meridian.

Zentral-Meridian:* Eines der beiden bioenergetischen Hauptspeichergefäße. Der Zentral-Meridian verläuft auf der Vorderseite des Körpers zwischen Schambein und Unterlippe; er stellt den elektromagnetischen Speicherkreislauf der negativen Yin-Kräfte dar.

Zirbeldrüse: In der dritten Hirnkammer befindliche endokrine Drüse, die drei hormonartige Stoffe absondert, deren genaue Wirkung noch nicht vollständig erforscht ist. In der Esoterik wird die Zirbeldrüse mit dem intuitiven Denken und Han-

* Im deutschen Sprachraum häufig unter der Bezeichnung »Konzeptionsgefäß« geführt. (Anmerkung d. Übersetzerin)

deln sowie dem Sich-Öffnen für transzendente Bewußtseinszustände und der Selbstverwirklichung in Verbindung gebracht.